KREISLAUF-BÜCHEREI

KREISLAUF-BÜCHEREI

HERAUSGEGEBEN IN VERBINDUNG MIT DER
DEUTSCHEN GESELLSCHAFT FÜR KREISLAUFFORSCHUNG

BAND 13

DAS POSTTHROMBOTISCHE SYNDROM

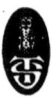

VERLAG VON DR. DIETRICH STEINKOPFF
DARMSTADT 1954

DAS
POSTTHROMBOTISCHE SYNDROM

Pathogenese, Diagnostik, Behandlung und Verhütung
der Folgezustände nach akuter Beinvenenthrombose

Von

Dr. med. TH. HALSE
München

Mit 34 Abbildungen

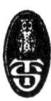

VERLAG VON DR. DIETRICH STEINKOPFF
DARMSTADT 1954

ISBN-13: 978-3-642-93650-0   e-ISBN-13: 978-3-642-93649-4
DOI: 10.1007/ 978-3-642-93649-4

Herstellung : Offizin Bruno Grimm, Mainz

VORWORT

Während auf dem Gebiete der peripheren arteriellen Angiopathien eine Reihe wertvoller Erkenntnisse aus neuerer Zeit rasch praktisch-medizinisches Allgemeingut wurde, ist unser Wissen um Pathophysiologie und Klinik der venösen Kreislaufstörungen noch mangelhaft geblieben. Bis heute war über den venösen Rückfluß aus den unteren Extremitäten kaum etwas Näheres bekannt. In den z. T. erschöpfenden Monographien über die peripheren Durchblutungsstörungen — wie sie sowohl in vorwiegend chirurgischer Sicht als auch unter Berücksichtigung der internistischen und medikamentösen Therapie in den letzten Jahren erschienen — finden die Erkrankungen im venösen Gefäßsystem daher nur am Rande Erwähnung.

Angesichts der großen Verbreitung des sog. „varikösen Symptomenkomplexes" war dieses spezielle Thema allerdings mehrfach Gegenstand ausführlicher monographischer Darstellungen (FOOTE; JÄGER; NOBEL; SICARD und GAUGIER; SONNTAG; WARWICK u. a.). In der sehr umfangreichen Literatur über die Entstehung der Krampfadern wird die kongenitale Disposition meist übereinstimmend hervorgehoben und das schon fest eingebürgerte — übrigens nicht unbedenkliche — Schlagwort vom „Bindegewebsschwächling" in den Vordergrund gestellt. Die Verfasser erblickten bisher im Ulcus cruris einmütig eine unmittelbare Folgeerscheinung der venösen Entartung. Schon im Hinblick auf die anlagebedingte Genese des Leidens bestand die Neigung, diese vaskulären Defekte, ähnlich wie z. B. die Haemangiome, vorwiegend als kosmetische, schicksalhafte Erscheinungen aufzufassen. Dazu kam der Umstand, daß sich der Arzt bei der Behandlung dieses „varikösen Symptomenkomplexes" meist vor eine mühsame und undankbare therapeutische Aufgabe gestellt sah, und daß diese chronische bzw. rezidivierende Erkrankung bekanntlich allgemein als „crux medicorum" in Verruf steht. Schwerwiegend ist leider die Tatsache, daß es sich zwangsläufig auch um ein „crux aegroti" handelt. Zweifellos hat man es aber gerade hier mit einem so verbreiteten Krankheitsbild zu tun, daß schon zahlenmäßig von einer „Volkskrankheit" gesprochen werden muß. Bei der regen Beschäftigung mit den Problemen der arteriellen Durchblutungsstörungen ist daher das geringe Interesse für die Erkrankungen des peripheren Venensystems um so bemerkenswerter. Jedenfalls war die Entwicklung auf diesem Sektor nunmehr seit 20—30 Jahren von einer annähernd vollständigen Stagnation unterbrochen.

Aus jüngster Zeit liegt nun eine Reihe von Beobachtungen über die pathogenetische Rolle des tiefen Venensystems für das bisher recht ungenau unter der Bezeichnung „variköser Symptomenkomplex" zusammengefaßte

Krankheitsbild vor. Obwohl die anatomische und funktionelle Anpassungsfähigkeit gerade des venösen Geflechtes in weit höherem Maße als beim
arteriellen System sich einer Meßbarkeit und Objektivierung entzieht,
wurden doch bereits aufschlußreiche Untersuchungsergebnisse bekannt. Wir
wissen heute, daß krankhafte Veränderungen in den tiefen Blutleitern mit
charakteristischen klinischen Symptomen einhergehen und daß die hierdurch verursachte Abflußstörung, besonders an den unteren Extremitäten,
eine erhebliche medizinische und soziale Rolle spielt. So ist offenbar ein
großer Teil der dem „varikösen Symptomenkomplex" bisher zugerechneten
dystrophischen Veränderungen, wie Ödeme, Indurationen, Pigmentationen,
ekzematöse Hautausschläge und Ulzerationen, durch Insuffizienz der tiefen
Beinvenen bedingt. Selbst für die Varizen läßt sich nachweisen, daß ihre
Entstehung häufig auf Abflußstörungen in der Tiefe beruht. Zu einem
beträchtlichen Prozentsatz sind die Krampfadern somit ebenfalls lediglich
eine Folge der venösen Dekompensation, also ein von den übrigen Mani-
festationen z. T. unabhängiges sekundäres Symptom.

Diese neuen, nicht zuletzt für die therapeutischen Überlegungen entscheidenden Feststellungen verdanken wir in erster Linie dem Ausbau geeigneter phlebographischer Spezialverfahren. Auch hat das zunehmende
Interesse für die Entstehung, Verhütung und Behandlung der tiefen Venenthrombose zu einer intensiveren Beschäftigung mit der bisher vernach-
lässigten Hämodynamik des Beinvenensystems geführt. Vor allem ge-
wannen diese Probleme jedoch an Interesse, seitdem die praktische Bedeutung der postthrombotischen Kreislaufstörungen durch umfangreiche
statistische Nachuntersuchungen wenigstens in ihren Umrissen zu erkennen
war. Es wurde überraschenderweise festgestellt, daß annähernd alle an
akuten Thrombosen erkrankten Patienten nach Ablauf eines mehrmonatigen
meist symptomlosen Intervalls z. T. schwere dystrophische Störungen aufwiesen. Umgekehrt ließ sich bei Kranken mit Schwellungen, Varizen und
Ulzerationen auffallend regelmäßig eine tiefe Venenthrombose am betreffenden Bein in der Anamnese nachweisen. Die nähere Beschäftigung mit
diesem „postthrombotischen Syndrom" ergab nun, daß es sich hierbei tatsächlich um eine recht gut abgrenzbares Krankheitsbild handelt. Phlebographisch fand sich manchmal eine bindegewebige Obliteration der Venenstämme, häufiger jedoch ein rekanalisiertes Gefäßlumen mit Klappeninsuffizienz.

Bis auf einige Andeutungen in der älteren Literatur ist unser Wissen um
diese Zusammenhänge erst in den letzten Jahren erarbeitet worden. Auch
hier sieht man sich mit zunehmender Erkenntnis vor immer neue Spezial-
probleme gestellt, und es klaffen naturgemäß noch erhebliche Lücken in unserem Bild über die komplizierteren hämodynamischen Gesetzmäßigkeiten.

Trotzdem hat die Entwicklung mit dem vorliegenden Beobachtungs-
material nun einen Stand erreicht, der einen zusammenfassenden Bericht

mit vorläufigem Charakter zu rechtfertigen scheint. Da zudem die verschiedenen Einzelarbeiten in zahlreichen in- und ausländischen Spezialzeitschriften verstreut erschienen sind, dürfte schon jetzt eine kritische Sichtung und Zusammenstellung der vielfältigen Beiträge die Orientierung erleichtern. Mehr als eine Einführung in die Problematik und Anregung zur Mitarbeit wird man von einer monographischen Darstellung dieses komplexen und noch wenig abgeklärten Gebietes nicht erwarten können. Immerhin handelt es sich hier um Probleme von erheblicher praktisch-medizinischer Bedeutung. Bewußt erfuhren deswegen die diagnostischen, klinischen, gutachtlichen und therapeutischen Konsequenzen und Richtlinien eine besondere Berücksichtigung.

Neben erfolgversprechenden Ansatzpunkten zu einer Beeinflussung dieses hartnäckigen Leidens auf chirurgisch-plastischem Wege erscheint die Feststellung von entscheidender Bedeutung, daß die postthrombotischen Kreislaufstörungen durch sachgemäße Anwendung der modernen Antikoagulantien im Frühstadium der akuten Thrombose verhindert werden können oder wenigstens einen prognostisch wesentlich günstigeren Verlauf aufweisen. Zum mindesten, solange die Verfahren zur operativen Korrektur dieser morphologisch fixierten Abflußstörung noch im Entwicklungsstadium sind, wird auf die Verhütung der postthrombotischen Kreislaufinsuffizienz besonderer Wert zu legen sein. Unter diesem Gesichtspunkt sind einige grundsätzliche Ausführungen über den rationellen Einsatz dieser Mittel im akuten Thrombosestadium angefügt.

München, im Juni 1954.

Th. HALSE

Inhaltsverzeichnis

Vorwort V

I. Klinische und sozialmedizinische Bedeutung, statistische Ergebnisse 1

1. Geschichtliche Vorbemerkungen 1
2. Neuere Ergebnisse und eigene Untersuchungen................. 3
   a) Allgemeines... 3
   b) Ödeme, Indurationen 4
   c) Varizen 6
   d) Ulcus cruris 7
   e) „Latenzzeit" und Prognose 8
3. Sozialmedizinische Bedeutung............................... 10
4. Prophylaktischer Wert der spezifischen Antithrombotika 12
   Literatur 15

II. Anatomie der Beinvenen und Physiologie des venösen Refluxes 15

1. Anatomie 15
   a) Geschichtlicher Rückblick 15
   b) Neuere Ergebnisse 17
2. Physiologie 20
   a) Vorbemerkungen 20
   b) Allgemeine Hämodynamik 21
   c) Zur Mechanik der Venenklappen......................... 24
   Literatur... 24

III. Pathogenese des postthrombotischen Syndroms 25

1. Allgemeines 25
   a) Lymphogene Faktoren 25
   b) Neurogene Faktoren, Gefäßspasmus 26
   c) Kapillarschädigung 27
   d) Entwicklung der Varizen 27
   e) Pathophysiologie des Ödems und der indurativen Gewebsveränderungen 30
2. Die venöse Stase bei postthrombotischer Obliteration oder Rekanalisation der tiefen Venen 30
   a) Gefäßobliteration 30
   b) Rekanalisation und valvuläre Insuffizienz 31
   Literatur... 36

IV. Klinische Symptomatik und Diagnose 37

1. Spezielle Symptomatik...................................... 37
   a) Schmerzen.. 37
   b) Ödeme, Indurationen 38

c) Dermatitis, Ekzem, Pigmentierung........................... 40
d) Varizen 41
e) Ulcus cruris postthromboticum 42
f) Allgemeine Rückwirkungen 44
2. Differentialdiagnostische Anhaltspunkte 45
3. Kasuistische Beispiele.. 47
Literatur... 57

V. Angiographische Diagnostik 58

1. Phlebographie 58
2. Phlebographische Funktionsprüfung 61
a) Technische Durchführung.................................. 61
b) Ergebnisse und praktische Beispiele........................ 62
3. Radiozirkulographie 70
4. Der Venendruck... 74
5. Füllungsversuch nach TRENDELENBURG und PERTHES 76
Literatur... 77

VI. Über die traumatische und „maskierte" Thrombose, einschließlich Hinweisen für die Begutachtung 78

1. Allgemeines 78
2. Eigene Untersuchungen 80
Literatur... 83

VII. Chirurgische und konservative Therapie 84

1. Chirurgische Verfahren 84
a) Lokale Behandlung (Ulkus, Varizen) 84
b) Sympathektomie und paravertebrale Grenzstrangblockade 85
c) Andere Maßnahmen....................................... 89
d) Phlebektomie zur Behebung der Einflußstauung im Femoralgebiet 89
e) Eigene Erfahrungen mit Phlebektomie 92
2. Konservative Maßnahmen.................................... 101
Literatur... 104

IX. Verhütung der postthrombotischen Folgezustände durch kausale Thrombosebehandlung 105

1. Allgemeines 105
2. Grundlagen der antithrombotischen Behandlung 105
a) Bemerkungen zur formalen Thrombogenese 105
b) Physiopathologische und therapeutische Voraussetzungen...... 109
Literatur... 114

I. Klinische und sozialmedizinische Bedeutung, statistische Ergebnisse

1. Geschichtliche Vorbemerkungen

Obwohl wir erst an Hand der systematischen Nachuntersuchungen skandinavischer und amerikanischer Autoren aus jüngster Zeit ein genaueres Bild von den postthrombotischen Folgezuständen besitzen, wiesen einzelne kasuistische Mitteilungen bereits um die Jahrhundertwende auf dieses Problem hin. Vor allem waren es französische Ärzte, die damals wiederholt über schwere Dystrophie nach Thrombophlebitis berichteten. Allgemeine Beachtung fanden diese Zusammenhänge jedoch zunächst nicht. Während die Weltliteratur in den vergangenen 30–40 Jahren mit Hunderten von Beiträgen über die Varizen und das „Ulcus cruris varicosum" bereichert wurde, gab es in diesem Zusammenhang vorerst kaum einen ausdrücklichen Hinweis auf die Rolle früher durchgemachter Thrombosen der tiefen Venen. Zwar wußte man von der Gehbehinderung, die sich unmittelbar nach der phlegmasia alba dolens in der Rekonvaleszenz einzustellen pflegte; die weitere Prognose blieb jedoch unerkannt. Erst mit der zunehmenden praktisch-klinischen Bedeutung der Thromboseforschung – vor allem seit Einführung einer kausalen Behandlung – haben die inzwischen vergessenen Beobachtungen der alten französischen Schule an Interesse gewonnen.

1892 berichtete FOURNIER in seinem Vortrag vor der Pariser dermatologischen Gesellschaft über einen jungen Patienten, der nach einem Typhus schwere Ödeme der unteren Extremitäten bekam und in den folgenden Jahren unter rezidivierenden Ulcera cruris zu leiden hatte. Da weder Zeichen für eine Herzinsuffizienz, für Nierenstörungen oder Lues vorlagen, bezeichnete FOURNIER diese Erscheinung zunächst als „ulcère méta-typhique". Einige Jahre später (1896) umschreibt er das Krankheitsbild als „sich unter Einfluß einer akuten Phlebitis rasch entwickelnde Ulzera ohne Varizenbeteiligung" und spricht jetzt von „ulcères phlébitiques".

Der Terminus „ulcères phlébitiques multiples" war übrigens schon 1889 von BROCA zur Kennzeichnung nicht luetischer Geschwüre ohne typische Lokalisation herangezogen worden.

Als Ursache wurden jedoch von diesem Verfasser phlebitische Reizzustände der *oberflächlichen* Varizen angenommen. Demnach kommt also wohl eher FOURNIER das Verdienst zu, erstmals den Zusammenhang zwischen Ulzera und tiefer Thrombose erkannt zu haben, was auch seine Schüler CORMIER und DABASSE unterstreichen. Von GASTOU (1897) stammt eine etwas genauere Definition des Krankheitsbildes und DABASSE publizierte dann 1900 seine Monographie „Les ulcères d'origine phlébitique".

Es handelt sich bei den erwähnten Arbeiten älterer Autoren allerdings nur um kasuistische Einzelbeiträge; auch sind die Angaben über eine vorangehende bzw. bereits abgelaufene akute Beinvenenthrombose nicht immer eindeutig. Erst in einem von EISENDRATH (1904) veröffentlichten Fall wird das Ulkus ausdrücklich auf eine früher durchgemachte, in diesem Fall traumatische Thrombose der Femoralvene zurückgeführt.

Auch über den Zusammenhang zwischen Varizen und Thrombose finden sich im älteren Schrifttum einige Hinweise. So berichten ARNOZON (1881/82), MARINCO (1894) und VAQUEZ (1894) über variköse Entartung nach puerperalen und „rheumatischen" Thrombophlebitiden, wobei vor allem die suprapubische Lokalisation hervorgehoben wird. BENNETT (1898) sah Krampfadern an den unteren Extremitäten nach Thrombose der tiefen Beinvenen sich entwickeln.

Bis in die jüngste Zeit hat man bekanntlich das typische Ulcus cruris grundsätzlich als eine direkte Folgeerscheinung der Varicosis angesehen und diesem pathogenetischen Zusammenhang durch die Bezeichnung „Ulcus cruris varicosum" Ausdruck verliehen. Es ist interessant, festzustellen, daß die Richtigkeit dieses Postulates schon Mitte des vorigen Jahrhunderts von PETIT (1837) und CLERC (1841) bestritten wurde. Im Einklang mit modernen Autoren vertraten sie den Standpunkt, daß das Ulcus cruris viel zu häufig auch ohne Krampfadern vorkommt, um in einem gesetzmäßigen Zusammenhang mit den trophischen Veränderungen gebracht zu werden, zudem meist auch keine Beziehung zwischen Ausdehnung der Geschwüre und Grad der Varikosis gefunden wird. Von NOBEL (1910) und HOMANS (1916) werden ebenfalls Zweifel an der Berechtigung der eingebürgerten Bezeichnung „variköse Ulzera" geäußert.

In den letzten Jahrzehnten sind im Schrifttum gelegentlich wieder schwere Zirkulationsstörungen nach Thrombosen erwähnt, es handelt sich aber durchweg um Einzelbeobachtungen ohne wesentlich neue Erkenntnisse. HOMANS streift in seinen Arbeiten 1916 und 1917 den Zusammenhang zwischen Thrombose und Ulcus cruris, und STENSTRÖM beschreibt 1922 einen Fall von Unterschenkel-Geschwüren nach vorausgegangener Beinvenenthrombose. WHITE (1918) meint, daß alte Patienten mit einer ausgedehnten Thrombose später unter schweren Komplikationen zu leiden hätten, ohne allerdings genaue Zahlen angeben zu können. Auch LERICHE (1927, 1938) kommt mehrfach auf dieses Thema zurück. TROUT greift die Frage einer Beziehung zwischen Thrombose und Ulcera cruris 1929 ebenfalls auf, und MEISEN stellt 1930 fest, daß sich bei einem großen Teil seiner Patienten mehrere Jahre nach Thrombophlebitis Varizen an den Unterschenkeln einstellten. Allerdings hält er die Zahl der thrombotisch bedingten Varizen für verhältnismäßig klein. WRIGHT diskutiert 1931 die Venenthrombose als Ursache für die Beinulzera. 1932 unterstreicht O. MEYER in 2 Aufsätzen den Unterschied zwischen echten primären und sekundären, kompensatorisch infolge einer tiefen Thrombophlebitis entstandenen Varizen und gibt letztere als Ursache für einen großen Teil der Beinulzera an. Nach DUCUING (1929) und DE TAKATS (1933) sind postthrombotische Störungen häufig und oft ernster Natur, eine Auffassung, die in den folgenden Jahren von mehreren Verfassern wie STAPELMOHR (1936), HANSEN (1937) u. a. geäußert wurde. BISGAARD (1939) berichtete, daß er bei 11 von 113 Patienten sich Varizen im Anschluß an eine Thrombose der V. femoralis entwickeln sah.

1941 konnte BIRGER bei etwa 33% der Ulcera-cruris-Fälle eine Thrombose in der Anamnese feststellen, und WILLNERS erwähnt kurz danach, daß bei 73 Ulkus-Trägern in 41% eine frühere Thrombose im betreffenden Bein

zu ermitteln war. Mit diesen ersten zahlenmäßigen Angaben, denen allerdings noch ein sehr beschränktes Material zugrunde lag, gewann das Problem der postthrombotischen Folgezustände zunehmend an Interesse und wurde in den folgenden Jahren von mehreren Autoren intensiv bearbeitet.

2. Neuere Ergebnisse und eigene Untersuchungen

a) Allgemeines

Der Schwede Gunnar BAUER hat sich nicht nur um die Entwicklung der Heparintherapie und der Phlebographie im Rahmen der Thromboseprobleme verdient gemacht, sondern wir verdanken diesem bekannten Chirurgen auch die ersten umfassenden Nachuntersuchungen über Folgezustände nach Ablauf der akuten Thrombose. Seine 1942 als Monographie erschienenen statistischen und phlebographischen Ergebnisse sind von einer Reihe Autoren – z. T. an noch umfangreicherem Material – nachgeprüft und dabei immer wieder im Prinzip bestätigt worden. Zwar variieren die Prozentzahlen je nach methodischem Vorgehen und Einteilung des Materials beträchtlich; sämtliche Verfasser sind jedoch von dem außerordentlich häufigen Auftreten von schweren Kreislaufstörungen nach „Abheilen" der akuten Thrombose beeindruckt. *Übereinstimmend geht hervor, daß nur wenige Patienten mit symptomatisch behandelten Beinvenenthrombosen im Laufe der folgenden 2 bis 10 Jahre vor venösen Kreislaufstörungen schwerer bis schwerster Art verschont bleiben.*

Wir haben in der nachstehenden Übersicht zum Vergleich die statistischen Ergebnisse einiger Autoren tabellarisch zusammengefaßt (Tabelle 1).

Tabelle 1. Folgezustände nach symptomatischer Therapie tiefer Beinvenenthrombosen

Verfasser Jahr	Zahl der Nachuntersuchungen	Jahre nach der Thrombose	Symptomfrei		Ödem		Ulcus cruris	
				%		%		%
BAUER (1942)	99	10	0	0	99	100	73	73
ZILLIACUS (1946)	183	1–5	15	8,2	144	78	14	7,6
ZILLIACUS (1948)	680	6–14	48	7,1	596	87	136	20
BIRGER (1947)	58	16–20	—	—	—	—	24	41
DEJALI (1949)	180	—	3	1,6	85	47	57	31,7

Es ist erklärlich, daß die angeführten Prozentsätze der einzelnen Gruppen etwas voneinander abweichen, vor allem ist dies im Zeitpunkt der Nachuntersuchung sowie der Bewertung und Klassifizierung der verschiedenen Beschwerden begründet. Während BAUER bei 99 früheren Thrombosepatienten nach 10 Jahren keinen von Störungen freien Fall feststellen konnte, gibt ZILLIACUS an Hand seiner besonders umfangreichen Statistik 7,1% nach Ablauf von 6–14 Jahren als im wesentlichen symptomlos an. Bei den Übrigen fanden sich in 87% Ödeme verschiedenen Grades und in

Chirurgische Universitäts-Klinik
Freiburg/Breisgau
Hugstetterstr. 55

Fragebogen

Zu- und Vorname: ....

Beruf: .... Alter: ....

Vor Beantwortung der folgenden Fragen bitten wir, dieselben erst insgesamt durchzulesen und sie dann möglichst eindeutig durch *Unterstreichen* der Worte JA oder NEIN zu beantworten.

1. War während der Venenentzündung (Thrombose) Ihr Bein vollständig geschwollen oder nur der Unterschenkel allein?

   Unterschenkel / Unterschenkel + Oberschenkel

2. Wie lange etwa waren Sie infolge der Venenentzündung arbeitsunfähig bzw. krankgeschrieben? .... Wochen

3. Ist das damals erkrankte Bein heute noch völlig beschwerdefrei?

   Ja / Nein

4. Bestehen heute Schäden folgender Art an dem damals erkrankten Bein, die erst nach der Venenentzündung aufgetreten sind:

   Schmerzen oder Spannungsgefühl beim Stehen: Ja / Nein
   Wieviel Jahre nach der Venenentzündung begannen diese? .... Jahre

   Schwellungen: Ja / Nein
   Wieviel Jahre nach der Venenentzündung begannen diese? .... Jahre

   Bräunliche Verfärbungen der Haut: Ja / Nein
   Wieviel Jahre nach der Venenentzündung traten diese auf? .... Jahre

   Hautausschläge an den Unterschenkeln: Ja / Nein
   Wieviel Jahre nach der Venenentzündung traten diese auf? .... Jahre

   Geschwüre an den Unterschenkeln: Ja / Nein
   Wieviel Jahre nach der Venenentzündung traten diese auf? .... Jahre

   Krampfadern: Ja / Nein
   Wieviel Jahre nach der Venenentzündung traten diese auf? .... Jahre
   Wenn ja, befinden sich dieselben nur am Unterschenkel
   oder auch am Oberschenkel?

   Unterschenkel / Unterschenkel + Oberschenkel

5. Bestanden schon vor der Venenentzündung Krampfadern an dem betreffenden Bein? Ja / Nein
   Wenn ja, waren diese leichteren / schwereren Grades?

6. Sind Sie durch Ihre Beinbeschwerden in Ihrer Arbeitsfähigkeit beschränkt?
   Ja / Nein

7. Haben diese Beschwerden Sie zu einem Berufswechsel gezwungen?
   Ja / Nein

8. Sind Sie heute auf Grund Ihrer Beinbeschwerden Rentenempfänger?
   Ja / Nein

   Wenn ja, wieviel % arbeitsunfähig? ....%

   Sind Sie mit einer kostenlosen Nachuntersuchung in der Chirurgischen Universitäts-Klinik *Freiburg* einverstanden? Ja / Nein
   Wenn Ja, werden Sie von dem Termin der Nachuntersuchung von uns schriftlich benachrichtigt.

   Besten Dank für Ihre Bemühungen!

20% chronische Ulcera cruris. Die Verteilung bzw. Häufigkeit der einzelnen Symptome ist nachstehend noch zu erörtern.

Um entsprechende Vergleichszahlen auch für ein deutsches Krankengut zu ermitteln, haben wir 354 früher stationär in der überlieferten Art (Hochlagerung der Extremität, Borsalbe-Alkohol-Umschläge usw.) behandelte Thrombosepatienten nachuntersucht. Die Patienten wurden zunächst durch eine schriftliche Rundfrage mittels nebenstehenden Fragebogens erfaßt[1]).

Bei ungefähr $^1/_3$ wurde dann anschließend ambulant eine Kontrolluntersuchung durchgeführt. Es ergab sich dabei, daß nur in verhältnismäßig geringem Umfang die schriftlich gegebenen Antworten einer Korrektur entsprechend dem erhobenen objektiven Befund bedurften. Demnach dürfte den erhaltenen Auskünften ein im wesentlichen repräsentativer Charakter zugebilligt werden können.

In Abb. 1 sind die ermittelten Ergebnisse graphisch dargestellt. Es handelt sich hierbei um die Verhältniszahlen der verschiedenen Symptome, wie sie innerhalb 10 Jahren nach der damaligen Thrombosebehandlung aufgetreten waren.

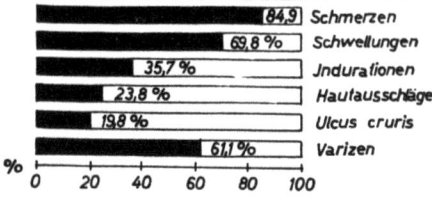

Abb. 1. Der prozentuale Anteil der Beschwerden 10 Jahre nach Ablauf einer akuten symptomatisch behandelten Beinvenenthrombose. Nachuntersuchung an 354 Patienten.

In guter Übereinstimmung mit den Angaben von ZILLIACUS sind in unserem Material lediglich etwa 6% völlig beschwerdefrei, bei den übrigen ca. 94% lagen meist mehrere Störungen gleichzeitig vor.

Die Bedeutung der Lokalisation der Thrombose für die späteren Kreislaufkomplikationen ist mehrfach hervorgehoben worden [DUCUING (1929), LERICHE (1938), VEAL und HUSSEY (1942), ALLEN, LINTON und DONALDSON (1945)]. Nach BAUER (1942) ist es für den späteren Zustand entscheidend, ob die V. poplitea thrombotisch verschlossen ist oder nicht. DE TAKATS (1948) nimmt an, daß schwerere postthrombotische Störungen ausbleiben, wenn der Prozeß nicht proximalwärts über die Einmündungsstelle der V. femoralis hinwegschreitet.

b) Ödeme, Indurationen

Eine mehr oder weniger ausgeprägte chronische Schwellung bleibt als Restzustand fast aller tiefen Beinvenenthrombosen. Nach BAUER soll in jedem Fall ein Ödem nachweisbar sein. Dieses Symptom ist – im Gegensatz zu den übrigen Erscheinungen – schon in den ersten Monaten voll ausgeprägt und verstärkt sich in den folgenden Jahren nur wenig. Das postthrombotische Ödem bedarf also zu seiner Manifestation meist keiner mehrjährigen „Latenzzeit".

Auf dem Boden einer chronisch-ödematösen Schwellung scheinen sich die weitaus schwerwiegenderen Beschwerden, vor allem die indurativen Ge-

---

[1]) Die hier auszugsweise wiedergegebenen Gesamtergebnisse sind in der Inaug. Diss. SCHRÖDER (Freiburg 1952) niedergelegt.

websveränderungen zu entwickeln. Bei der pathogenetischen Erörterung werden wir noch näher hierauf eingehen (vgl. Kapitel III). Eine tabellarische Gegenüberstellung einiger Zahlen aus der BAUERschen Statistik läßt die progressive Entwicklung der Indurationen über viele Jahre erkennen, während ödematöse Schwellungen primär vorhanden sind (Tab. 2).

Tabelle 2. Das Vorhandensein und die Entwicklung von Ödemen, Indurationen und Ulcera cruris in verschiedenen Zeitabständen nach der Thrombose [nach G. BAUER (1942)]

Zahl der Fälle	Jahre nach der Thrombose	Ödeme %	Indurationen %	Ulcus cruris %
26	1–5	100	65,4	15
12	5–10	100	75	58
99	10	100	91	79

c) Varizen

Während TROUT (1929), HANSEN (1937) und HOMANS (1939) den postthrombotischen Varizen zahlenmäßig keine größere Bedeutung beimessen, heben andere diese Folgeerscheinungen besonders hervor [HANNEQUIN (1903), DUCUING (1929), MEISEN (1930), LINTON und KEELEY (1939), VEAL und HUSSEY (1942)]. ALLEN, BARKER und HINES (1946) fanden Krampfadern als Begleiterscheinung bei den meisten schweren Fällen, LINTON und HARDY (1948) geben 49mal eine Varikosis bei 79 postthrombotischen Extremitäten an. HOMANS (1938) sowie VEAL und HUSSEY (1942) sind der Ansicht, daß die Varizen bereits in den ersten Monaten nach der Thrombose entstehen, wogegen STAPELMOHR (1936) und MEISEN (1930) eine Latenzzeit von mindestens 1 Jahr annehmen.

Genauere Angaben zu dieser Frage werden von BAUER (1942) und BIRGER (1947) mitgeteilt. Beide Verfasser betonen die lange Entwicklungszeit nach Ablauf einer akuten Thrombose. So stellte BAUER im Rahmen seiner klinischen und phlebographischen Nachuntersuchungen keine Krampfadern bei 8 früheren Thromboseträgern innerhalb des ersten Jahres fest. Dagegen fanden sich bei 4 von 6 Patienten nach 1–5 Jahren – nach 10 Jahren sogar bei 25 von 26 Fällen – Varizen. Hierbei war 17mal auch die V. saphena varikös verändert.

Die Möglichkeit, daß bei einer nicht genau kontrollierbaren Anzahl Fälle auch *vor* der Thrombose mehr oder weniger ausgeprägte Varizen bestanden haben können, ist allerdings in diesem Zusammenhang als Fehlerquelle zu berücksichtigen. LUKE (1940) mißt aus diesem Grund den vorliegenden statistischen Angaben nur wenig Wert bei.

Neuerdings hat dann STÜRUP (1950) durch eine besonders sorgfältige Prüfung gerade dieser Frage ein klares Bild gewonnen: Zunächst stellte er fest, daß nur 69 von 114 Patienten mit objektiv nachweisbaren Krampfadern sie überhaupt bei der Befragung angegeben hatten. Von diesen waren weniger als $^1/_3$ mit einiger Sicherheit schon vor der Thrombose mit entsprechenden Gefäßveränderungen belastet. 48 Patienten erinnerten sich

deutlich, daß die Venenerweiterungen erstmalig einige Zeit danach aufgetreten waren.

*Wenn die mitgeteilten Zahlen zu diesem Punkt nur als grobe Anhaltspunkte
aufzufassen sind, so muß jedenfalls als gesichert gelten, daß Krampfadern in
der postthrombotischen Phase sich überdurchschnittlich häufig entwickeln. Auch
unser Material läßt dies klar erkennen.*

d) Ulcus cruris

Wie eingangs dargestellt, ist auf Beingeschwüre als Folge einer durchgemachten Thrombose schon in der älteren Literatur wiederholt hingedeutet
worden. Mit welcher Regelmäßigkeit dieses Symptom sich als Ausdruck einer
schweren Gewebsdystrophie im Rahmen des postthrombotischen Syndroms
tatsächlich manifestiert, ist jedoch erst aus den neueren Untersuchungen
zu ersehen. Wir möchten vorwegnehmend bemerken, daß in unserem Material
bei ca. 20% der früheren Thrombosepatienten ein chronisches Ulcus cruris
vorlag. Dies entspricht fast genau den Angaben von ZILLIACUS (1948).
BAUER (1942) errechnet nach 10 Jahren eine Verhältniszahl von 73%,
BIRGER (1947) stellt 41% und HOLMDAHL (1947) 39% fest.

Nach diesen Feststellungen und bei dem relativ verbreiteten Vorkommen
von Beinvenenthrombosen legten sich einige Autoren die Frage nach der
prozentualen Verteilung dieser postthrombotischen Formen bei dem sehr
verbreiteten Ulkus-Leiden überhaupt vor. Schon 1918 hatte WHITE berichtet, daß er in einer Serie von 69 Ulkus-Patienten 17 mal auf eine Thrombose
des betroffenen Beines in der Anamnese gestoßen war. Dagegen konnte er
nur 10 mal eine Varikosis als Ursache beobachten. MEISEN (1930) fand bei
ca. 700 Patienten in der Vorgeschichte in 15% sichere Anhaltspunkte für
eine Thrombophlebitis. Hiervon war wiederum die Hälfte postoperativ
entstanden. Die große Beteiligung der postthrombotischen Formen an der
Gesamtzahl der Beingeschwüre wird ferner von SICARD und GAUGIER (1927)
sowie von WRIGHT (1931) und MEYER (1932) hervorgehoben.

Tabelle 3. Die prozentuale Verteilung der Ulcera cruris nach ätiologischen
Gesichtspunkten

Verfasser	Zahl der Patienten	Ulcus cruris postthrom- boticum %	Ulcus cruris varicosum %	Ulcus cruris verschied. Ätiologie %
WHITE (1918)	69	25	14	61
MEISEN (1930)	ca. 700	15	ca. 80	ca. 5
BIRGER (1941)	432	33	45	22
BAUER (1942)	38	87	13	0
WILLNERS (1942)	73	44	—	—
NILZÉN (1945)	111	57	—	—
SULAMAA (1945)	75	31	—	—
BIRGER (1947)	869	40	45	15
GILJE (1949)	276	37	62	—
ANNING (1949)	270	89	10	1
STÜRUP (1950)	335	39	44	16

Auch in diese Zusammenhänge konnte erst in letzter Zeit mehr Licht gebracht werden. Wie aus Tab. 3 ersichtlich, sind vor allem in den 40er Jahren entscheidende Beiträge zu diesem Thema publiziert.

Besonders möchten wir die Arbeit von BIRGER aus dem Jahre 1947 hervorheben. In einer 869 Ulkusträger umfassenden Statistik konnte er 40% als typische postthrombotische Ulzera bezeichnen Ein Ulcus cruris lag in 45% der Fälle vor. 1% ließ sich auf eine oberflächliche Phlebitis zurückführen, während für den kleineren Rest unbekannte Ursachen vorlagen; nur bei 1 Fall lag eine arteriosklerotische Störung vor. Verhältnismäßig gut stimmen die Befunde von GILJE (1949) hiermit überein: In einer Serie von 276 Patienten stellte er in 37% eine postthrombotische Ätiologie fest, bei 62% lagen variköse Geschwüre vor. Durch eine jüngst veröffentlichte Statistik von STÜRUP (1950) erfuhren diese Angaben eine weitere Bestätigung. In einem repräsentativen Querschnitt von 335 Fällen mit unspezifischen Beingeschwüren konnte in 39% eine früher durchgemachte Femoralvenenthrombose als Ursache des Leidens ermittelt werden, 37% waren varikösen Ursprungs, bei 9% lag eine Arteriosklerose vor; der kleinere Rest von nur 8% verteilte sich auf die übrigen differentialdiagnostischen Möglichkeiten.

Um ein zuverlässigeres Bild zu gewinnen, haben die beiden letztgenannten Autoren ihre klinischen Beobachtungen mit phlebographischen und anderen angiologischen Methoden (PERTHESscher Füllungsversuch, Venendruck) ergänzt. Trotzdem dürfte man angesichts der Schwierigkeit, abgelaufene thrombotische Prozesse einwandfrei zu erkennen, die Gruppe der postthrombotischen Störungen eher als zu klein ansehen. Es handelt sich bei den festgestellten postthrombotischen Ulzerationen jedenfalls um gesicherte Minimumzahlen. *Als Faustregel kann gelten, daß rund die Hälfte sämtlicher vorkommenden Beingeschwüre in die Gruppe der postthrombotischen Kreislaufstörungen einzuordnen ist.*

e) Die „Latenzzeit" der Symptome

Wenn das postthrombotische Kreislaufsyndrom auf Grund systematischer Nachuntersuchungen erst seit wenigen Jahren in seinem vollem Umfang erkannt wurde, so ist dies wohl vor allem auf die Tatsache zurückzuführen, daß die schweren Symptome, wie Induration und Ulcus cruris, sich erst nach einer gewissen „Latenzzeit" voll entwickeln. Weder vom Arzt noch vom Patienten werden die Beschwerden meist dann nicht mehr in Zusammenhang mit der längst abgelaufenen Thrombose gebracht.

Im allgemeinen fühlen sich die Patienten nach Abklingen des akuten thrombotischen Geschehens zunächst mehr oder weniger gesund, wenn auch in dieser Phase oft schon Schwellungen verschiedenen Grades vorliegen oder zumindest eine Ödemneigung besteht. Allerdings können Schweregefühl im betreffenden Bein und Schmerzen – vor allem beim Stehen – schon in den ersten Monaten auf die vorhandene Kreislaufinsuffizienz hinweisen. Auf dieses im wesentlichen aber *symptomfreie Intervall* folgt dann das *Stadium der Dekompensation.*

In der Literatur variieren die Angaben der Autoren hierüber beträchtlich. Während HOMANS (1939) und DALSGAARD (1940) das Vorhandensein eines eigentlichen „Latenzzeitstadiums" ablehnen und eine kontinuierliche Fortentwicklung der dystrophischen Erscheinungen annehmen, stellen andere Autoren wie HANNEQUIN (1903), DELATOR und CHAILLY (1931), MEISEN (1930) u. a. die Latenzzeit heraus. Individuelle Faktoren, Art und Ausdehnung der Thrombose, Alter des Patienten usw. scheinen hier eine Rolle zu spielen. Als gesichert aber kann gelten, *daß das klinische Bild des postthrombotischen Syndroms etwa eines Zeitraumes von 1 bis 2 Jahren zur vollständigen Entwicklung bedarf.* So stellte z. B. BIRGER (1947) bei ca. $1/3$ von 350 Fällen ein symptomfreies Intervall, das meist mehrere Jahre dauerte, fest. Verhältnismäßig leicht läßt sich diese Frage für die Ulkus-Entstehung beantworten.

Wie aus der Tab. 4 ersichtlich, geben die meisten Verfasser ein gehäuftes Auftreten 2 bis 5 Jahre nach Thrombose an. Ausnahmsweise entwickeln sich die Ulzerationen erst nach 10 oder mehr Jahren; zu einem großen Teil beginnen die Patienten bereits innerhalb Jahresfrist an chronischen Beingeschwüren zu leiden.

Tabelle 4. Das zeitliche Auftreten der Ulcera cruris nach Ablauf der akuten Thrombose

Verfasser	Zahl der Patienten	Ulcus-Latenzzeit in Jahren					
		0–1	2–5	6–10	11–15	16–20	üb. 20
BAUER (1942)	79	0	20	32	—	—	—
NILZÉN (1945)	43	18	14	4	4	3	0
BIRGER (1947)	253	45	113	50	14	15	16
LINTON und HARDY (1948)	32	4	9	7	3	5	4
GILJE (1949)	170	23	54	29	25	18	21

Wir ordneten die eigenen Fälle auch nach diesen Gesichtspunkten, wobei die innerhalb einer Jahresgruppe neu auftretenden Symptome den schon

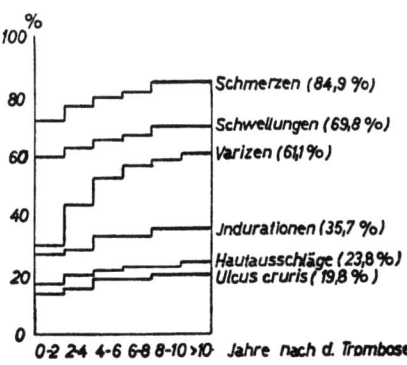

Abb. 2. Das zeitliche Auftreten der einzelnen postthrombotischen Symptome in den der Abheilung des akuten Prozesses folgenden Jahren.

bestehenden hinzugerechnet wurden. Die graphische Darstellung (Abb. 2) läßt die fortschreitende Zunahme der einzelnen Folgeerscheinungen deutlich sichtbar werden.

Demnach war sämtlichen Beschwerden ihr primäres Auftreten in den beiden ersten Jahren gemeinsam. Sie erreichen dann mit einem mehr oder weniger gleichmäßigen, aber deutlich geringeren Zuwachs in den nächsten Jahren ihr Optimum. Während die Varizen sich langsamer entwickeln, sind die übrigen Symptome schon innerhalb der ersten 2 Jahre nach der Thrombose annähernd vollständig vorhanden. Nach 10 Jahren treten kaum weitere Beschwerden hinzu.

3. Sozialmedizinische Bedeutung

Während SINGER (1929) für internistische Patienten eine Thrombosefrequenz von 1,2% angibt, stellt ROBERTSON (1938) an Hand einer Sammelstatistik über 2 Millionen Fälle der Weltliteratur fest, daß jeder 60. Operierte an einer ausgedehnten Thrombophlebitis erkrankt. TH. KOLLER (1943) errechnet in der Geburtshilfe eine Häufigkeit von 1,4% und nach gynäkologischen Eingriffen 1,8%. Unerwartet hoch ist der Prozentsatz thrombotischer Komplikationen nach traumatischen Einwirkungen auf die unteren Extremitäten (vgl. Kapitel VII). Erwähnt sei hier lediglich, daß G. BAUER (1942) bei 182 Beinverletzten eine Thrombosierung der tiefen Venen in 8,8% feststellen konnte.

Diese Zahlen vermitteln allerdings nur einen oberflächlichen Eindruck von der tatsächlichen Verbreitung der postthrombotischen Kreislaufschäden in der Gesamtbevölkerung. Berücksichtigt man aber den Umstand, daß wohl die meisten Menschen im Laufe ihres Lebens mehrfach zu längerer Bettlägerigkeit gezwungen werden, Beinverletzungen verschiedenen Grades erleiden oder auch operativen Eingriffen ausgesetzt sind, auf jede verheiratete Frau zudem durchschnittlich 2 Geburten kommen, dürfte die Zahl der postthrombotischen Störungen schon hieraus recht hoch veranschlagt werden müssen. Einen Anhaltspunkt gibt ferner die bereits gestreifte Feststellung, wonach rund die Hälfte sämtlicher Ulcus-cruris-Fälle eine thrombotische Genese haben. Bekanntlich sind diese Beschwerden außerordentlich verbreitet und werden von E. SONNTAG (1950) als „Allerweltsleiden" apostrophiert.

Wenn MERZ auf dem 15. Deutschen Dermatologen-Kongreß 1928 anführt, daß die volkswirtschaftliche Belastung durch Beingeschwüre etwa der Tuberkulose entspricht, erscheint diese zunächst überraschende Feststellung bei näherer Betrachtung keinesfalls als übertrieben. Auch dürfte er mit seiner damaligen Schätzung von 500000 solcher Patienten in Deutschland sicher nicht zu hoch gegriffen haben.

Nach den Angaben von R. FOOTE sollen in Großbritannien sogar rund 5 Millionen Menschen von Beingeschwüren befallen sein und dieses Leiden unter den invalidisierenden Volkskrankheiten an der Spitze stehen. LOCKHART-MUMMERY und SMITHAM (1951) errechneten kürzlich die Zahl der postthrombotischen Ulcera in England auf 5% der Gesamtbevölkerung. BIRGER (1947) kommt zu dem Schluß, daß in Schweden (ca. 6 Millionen Einwohner) jedes Jahr 300–400 neue Fälle von postthrombotischen Geschwüren hinzukommen, die Invalidenrente beanspruchen. Schon diese Zahlen lassen die sozialmedizinische Seite dieses Problems sichtbar werden. Von JORPES (1946) wird die volkswirtschaftliche Bedeutung der Thrombose insgesamt höher veranschlagt, als die der Tuberkulose, Rheumatismus, Diabetes oder auch die Folgen der Verkehrsunfälle.

Eine Reihe Autoren haben sich in letzter Zeit bemüht, die finanzielle Belastung durch diese chronischen Zustände genauer zu erfassen. Die ersten Angaben hierüber sind von ROHOLM (1937) mitgeteilt. Demzufolge wurden die Krankenkassen in Dänemark im Jahre 1936 wegen thrombotischer Folgeerscheinungen mit einem Gesamtbetrag von umgerechnet rund ½ Million Dollar in Anspruch genommen. Dabei sind nicht einmal sämtliche Fälle erfaßt, denn nur etwa ⅓ der Einwohner waren zu diesem Zeitpunkt versichert.

Um bindende Auskünfte sowohl über persönliche als auch soziale Belastung durch die postthrombotischen Kreislaufstörungen zu ermitteln, hat ZILLIACUS (1948) eine genaue Befragung bei 510 Patienten durchgeführt. Hiervon erwiesen sich gut 10% (54) als völlig arbeitsunfähig. Weitere 16% (81) mußten ihren Beruf wechseln, wobei z. T. eine beträchtliche Gehaltskürzung in Kauf genommen wurde. 127 (von insgesamt 290), also 25% der Hausfrauen waren nach der Thrombose gezwungen, eine Hilfskraft anzustellen.

In diesem Zusammenhang ist darauf hinzuweisen, daß nach DJELALY (1949) 53% der früheren Thrombosefälle ihre Beine einbinden müssen, um mehr oder weniger ungehindert ihrer Arbeit nachgehen zu können. Den systematischen Untersuchungen von STÜRUP (1950) zufolge beträgt die durchschnittliche Bettlägerigkeit bei den postthrombotischen Beingeschwüren 24–25 Tage im Jahr. Wie dieser Autor feststellt, ist auch insofern die Prognose dieser Ulcera wesentlich schlechter, als bei den varikösen Geschwüren nur etwa ⅓ so viel Arbeitstage im Jahr verloren gehen.

Um auch für deutsche Verhältnisse ungefähre Vergleichszahlen zu gewinnen, haben wir in den eigenen statistischen Untersuchungen diese Frage berücksichtigt.

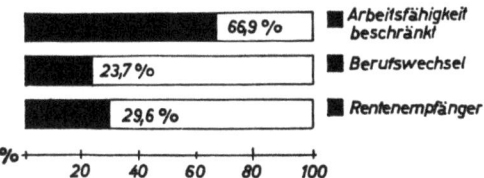

Abb. 3. Prozentuale Anteile der Erwerbsminderung, des Berufswechsels und Zahl der Rentenempfänger bei 300 Patienten mit postthrombotischem Syndrom.

Wie die graphische Darstellung zum Ausdruck bringt, waren weit über die Hälfte in ihrer Arbeitsfähigkeit beeinträchtigt. Die soziale Bedeutung der Beschwerden kommt u. a. dadurch zum Ausdruck, daß fast ⅓ auf Grund ihrer Kreislaufstörungen eine Dauerrente in wechselnder Höhe bezogen. Vielfach handelt es sich hierbei um Vollrente. Die meisten Patienten gaben an, infolge ihrer Beschwerden immer wieder ärztliche Hilfe zu benötigen und auch zeitweise bettlägerig zu sein. Die Ulkus-Träger schätzten ihren Arbeitsausfall im Jahr auf rund 6–10 Wochen.

Selbstverständlich kommt durch die angeführten Daten nur ein Teil der sozialmedizinischen Bedeutung der postthrombotischen Störungen zum Ausdruck. Die individuelle und soziale Belastung durch dieses chronische und prognostisch ungünstige Leiden ist naturgemäß nur unvollständig in Zahlen zu fassen.

Zusammenfassend muß festgestellt werden, daß eine überwiegende Anzahl Patienten mit tiefen Beinvenenthrombosen für ihr weiteres Leben mehr oder weniger invalide bleiben. Abgesehen von der individuellen Belastung ist die hiermit verbundene Inanspruchnahme der Sozialversicherung – sowohl durch Krankengeld als auch durch Rentenzahlung – beträchtlich. In diesem Sinne handelt es sich bei den postthrombotischen Folgezuständen um eine ausgesprochene „Volkskrankheit".

4. Prophylaktischer Wert der spezifischen Antithrombotika

Naturgemäß ist die zuverlässigste Prophylaxe gegen postthrombotische Kreislaufinsuffizienz durch Verhütung der intravasalen Thrombosierung zu erreichen. Das Wissen um den ernsthaften Charakter der Folgezustände läßt die Notwendigkeit einer intensiveren Verwendung der hierfür in Frage kommenden Mittel und Verfahren, vor allem in der postoperativen Phase, post partum usw., noch dringlicher erscheinen.

Während man sich bisher beim Vorliegen einer tiefen Beinvenenthrombose lediglich auf symptomatische Maßnahmen – wobei es sich um Bekämpfung der spastischen Krankheitserscheinungen handelte – beschränkte, sind wir mit den modernen Anticoagulantien jetzt in der Lage, direkt auf das Substrat – also kausal – einzuwirken. Vor allem ist es auf diesem Wege möglich, ein Übergreifen der Thrombose auf weitere Gefäßabschnitte zu verhindern. Im Initialstadium und in günstig gelagerten Fällen lassen sich außerdem die Fibrinmassen mit den thrombolytisch wirksamen Mitteln wenigstens teilweise zur Einschmelzung bringen. Für die spätere Funktionsfähigkeit des Klappenapparates – vor allem im Femoralgebiet – dürfte gerade dieser Punkt von Bedeutung sein.

Die Therapie mit antikoagulierenden und thrombolytischen Substanzen ist noch zu jungen Datums, um endgültige statistische Vergleiche mit den überlieferten Maßnahmen zu ermöglichen. Wenn die folgenden Zahlen somit vorläufigen Charakter tragen, sind die von mehreren Autoren bestätigten Ergebnisse jedenfalls ermutigend und übertreffen eher die gestellten Erwartungen. Zunehmende Erkenntnisse in der rationellen Anwendung der Antithrombotika dürften sogar noch günstigere Resultate ermöglichen.

Systematische Heparintherapie bei Thrombose ist seit Ende der 30er Jahre vor allem in Schweden betrieben worden. Auch verdanken wir schwedischen Ärzten die ersten Hinweise auf den weitaus milderen postthrombotischen Verlauf bei den mit Heparin behandelten Fällen. So berichtete BAUER schon 1942, daß diese kaum über spätere Beschwerden zu klagen hatten. Vor allem bestand völlige Symptomfreiheit, wenn die Behandlung im *Früh*stadium eingeleitet worden war, und der thrombotische Prozeß somit auf den Unterschenkel lokalisiert werden konnte. Die entscheidende

Bedeutung der *sofort einsetzenden Therapie* ist dann auch von anderen Autoren immer wieder in den Vordergrund gestellt worden. Die Ergebnisse einer Reihe von Nachuntersuchungen haben wir in Tab. 5 zusammengestellt. Wie man sieht, werden die Spätergebnisse davon beeinflußt, ob die Thrombose auf den Unterschenkel begrenzt blieb, oder ob das gesamte Femoralgebiet mit einbezogen war. Auffallend ist jedoch, daß *auch die totale Beinvenenthrombose nach Heparinisierung im akuten Stadium später fast vollständig von den schweren Störungen, wie Indurationen und Ulzera, verschont bleibt.* Zudem ist diese Gruppe mit völliger Beschwerdefreiheit um ein Vielfaches größer, als bei der symptomatischen Behandlung.

In einer späteren Arbeit berichtet BAUER (1951), daß von 228 Kranken, die wegen *Unterschenkelthrombose* Heparin bekamen, nach 10 Jahren 160 (70%) völlig gesund waren, nur 65 (28%) hatten abends leichte Knöchelödeme. Für die *Femoralvenenthrombose* bot sich nach 10 Jahren folgendes Bild: 42% waren beschwerdefrei, bei den Übrigen lagen Störungen mäßigen Grades vor.

Tabelle 5. Folgezustände der akuten Unter- und Oberschenkel-Thrombose nach *Heparinbehandlung* im Frühstadium der Thrombose

Verfasser	Zahl der Fälle	Lokalisation der akuten Thrombose	Jahre nach der Thrombose	Beschwerde-frei %	Ödem %	Ulcus cruris %
BAUER (1946)	76	Unterschenkel	3–5	100	0	0
BAUER (1946)	27	Unterschenkel + Oberschenkel	3–5	52	48	—
ZILLIACUS (1946) ...	130	Unterschenkel	1–5	52	46	0,8
VELANDER (1947) ...	42	Unterschenkel	2–4	76	21	2,4
DALSGAARD (1940) .	20	Unterschenkel + Oberschenkel	1–3	60	—	0
HAASE (1943)	18	Unterschenkel + Oberschenkel	1–2	61	39	0

Bei nicht kausal behandelten Thrombosen greift der Prozeß in 20–25% auf die kontralaterale Seite über. Unter 500 Heparinisierten beobachtete BAUER (1951) nur 4 mal (1%) eine doppelseitige Ausbreitung.

Im Rahmen der eigenen Untersuchungen hatten wir Gelegenheit, 86 frühere Thrombosepatienten zu untersuchen, die mit Thrombocid und Dicumarol behandelt worden waren.[1] Dabei gaben wir regelmäßig im akuten Stadium zunächst 4 Tage lang *Thrombocid* (3 × tgl. 200 mg i. v.) und gingen anschließend zur Prophylaxe auf *Dicumarol* über.

---

[1] THOMASCHEK (1951) teilte bereits mit, daß von 68 Patientinnen mit tiefer Beinvenenthrombose 54 (80%) 1 Jahr nach der *Thrombocid*-Behandlung vollkommen beschwerdefrei waren. Ohne Zahlen anzuführen, betonen auch MAY und NISSL (1953), daß die Thrombosen ohne Spätschäden ausheilten, sofern sie mit Thrombocid behandelt wurden.

Das Material umfaßte durchweg tiefe Beinvenenthrombosen mit phlegmasia alba dolens, nach dem klinischen Bild mußte also eine *Femoralvenenthrombose* angenommen werden.

Um einen Vergleich mit dem Spätergebnis dieser kausal behandelten Gruppe und den Erfahrungen bei den symptomatischen Fällen zu ermöglichen, haben wir jeweils nur die *nach 2 Jahren eingetretenen Symptome* berücksichtigt. Es ist denkbar, daß das Bild sich in den folgenden Jahren weiter zu Gunsten der Thrombocid-behandelten Patienten verschieben könnte.

Während es sich also bei den 86 kausal behandelten Fällen um komplette *Beinvenenthrombosen* handelt, lag bei der 300 Patienten umfassenden Vergleichsgruppe – wie bereits angeführt – *ein klinisch gemischtes Durchschnittsmaterial von akuten Unter- und Oberschenkel-Thrombosen vor.* Wenn eine Differenzierung dieser Gruppe möglich gewesen wäre, würden die Unterschiede zu den kausal behandelten Thrombosen voraussichtlich noch markanter hervortreten.

Die folgenden Darstellungen (Abb. 4) bringen ohne nähere Erläuterungen die Unterschiede in Häufigkeit und Grad der postthrombotischen Beschwerden zum Ausdruck.

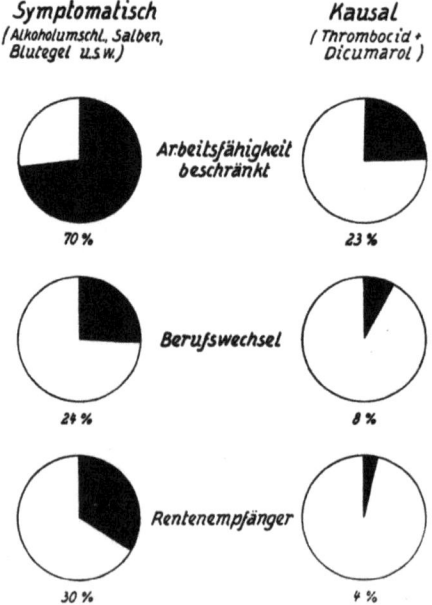

Abb. 4. Sozialmedizinische Folgen der *symptomatisch* und *kausal* behandelten tiefen Beinvenenthrombosen 2 Jahre nach Ablauf des akuten Prozesses.

Literatur

ALLEN E. V., W. N. BARKER und E. A. HINES, Peripheral Vascular Diseases (Philadelphia-London 1946). – ALLEN, E. V., R. R. LINTON und G. A. DONALDSON, J. Amer. Med. Ass. **128**, 397 (1945). – ANOZON, X., J. méd. Bordeaux **11**, 585 (1881/82). – BAUER, G., Acta chir. Scand. **74**, 115 (1942). – BAUER, G., J. internat. Chir. **11**, 205 (1951). – BENNETT, W. H., Lancet, 1898, 973. – BIRGER, I., Nord. med. **12**, 3542 (1941). – BIRGER, I., Acta chir. Scand. 1947, 129. – BIRGER, I., Nord. med. **10**, 1240 (1941). – BISGAARD, H., Ulcus og Exzema cruris, Phlebitis sequelae (Kopenhagen 1939). – BROCA, A., Rev. de chir. **638**, 728 (1889). – CLERC, E., Traitment des varices par les caust. (Paris 1941). – CORMIER, M., Zit. nach STÜRUP. – DABASSE, E., Contribution à l'étude des ulcères d'origine phlébitique (Paris 1900). – DALSGAARD, E. C., Nord. med. **8**, 2048 (1940). – DELATOR, G. und M. CHAILLY, Presse méd. **39**, 95 (1931). – DE TAKATS, G., J. Amer. Med. Ass. **100**, 34 (1933). – DE TAKATS, G., J. internat. chir. **8**, 903 (1948). – DJELALY, D., Inaug. Diss. (Basel 1949). – DUCUING, J., Phlébites, Thromboses et Embolies postoperatoires (Paris 1929). – EISENDRAHT, D. N., Ann. Surg. **39**, 464 (1904). – FOOTE, R. R., Varicose Veins (London 1944). – FOURNIER, A., Soc. franç. de dermat. **10**, 3 (1892). – FOURNIER, A., Klinik **15**, 10 (1896). – GASTOU, M., Ann. dermat. syph. **8**, 190 (1897). – GILJE, O., Acta dermat. venereol. **22**, 328 (1949). – HANNEQUIN, H., Arch. gén. méd. **1**, 1217 (1903). – HANSEN, S., Dansk med. Selskab 6/5 (1937). – HOLMDAHL, S., Nord. med. **36**, 2030 (1947). – HOMANS, J., Surg. Gyn. Obstetr. **22**, 143 (1916). – HOMANS, J., Surg. Gyn. Obstetr. **24**, 300 (1917). – HOMANS, J., Circulatory Diseases of the Extremities (New York 1939). – HOMANS, J., J. internat. chir. **3**, 599 (1938). – JORPES, J. E., Heparin in the Treatment of Thrombosis (London 1946). – KOLLER, TH., Schweiz. med. Wschr. **85** (1943). – LERICHE, R., Bull. Soc. chir. Paris **53**, 187, 561 (1927). – LERICHE, R., J. internat. chir. **3**, 585 (1938). – LINTON, R. R. und J. K. KEELEY, Amer. Heart J. **17**, 27 (1939). – LINTON, R. R. und I. B. HARDY, Surgery **24**, 452 (1948). – LOCKHART-MUMMERY, H. E. und J. H. SMITHAM, Brit. J. Surg. **38**, 284 (1951). – LUKE, J. C., Surg. Gyn. Obstetr. **70**, 828 (1940). – MARINCO, E. J., Zit. nach STÜRUP. – MAY und NISSL, Dtsch. med. Wschr. **87**, 395 (1953). – MEISEN, O., Varicer og Haemorrhoider (Kopenhagen 1930). – MERZ, Zit. nach JORPES. – MEYER, O., Münch. med. Wschr. **79**, 551, 1834 (1932). – NOBL, G., Der variköse Symptomenkomplex (Berlin-Wien 1910). – PETIT, J. L., Zit. nach STÜRUP. – ROBERTSON, Amer. J. Surg. **41**, 3 (1938). – ROHOLM, K., Dansk med. Selskab 6/5 (1937). – SICARD, I. A. und L. GAUGIER, Traitment des Varices (Paris 1927). – SINGER, Dtsch. Arch. klin. Med. **104**, 175 (1929). – SONNTAG, E., Krampfadern (Berlin 1950). – STAPELMOHR, S., Svenska läkartidn. **33**, 962 (1936). – STÜRUP, H., Ulcus cruris et Klinisk-Aetiologisk Studie (Kopenhagen 1950). – THOMASCHECK, G., Geb.hilfe u. Frauenhkde. **11**, 1077 (1951). – TROUT, H. H., Arch. Surg. **18**, 2281 (1929). – VAQUEZ, H., Clinique médicale de la Charité Paris 1056 (Paris 1894). – VEAL, J. R. und H. H. HUSSEY, Amer. Heart J. **23**, 390 (1942). – WHITE, R. P., Brit. J. Dermat. **30**, 138 (1918). – WILLNERS, G., Nord. med. **16**, 3374 (1942). – WRIGHT, A. D., Lancet **220**, 457 (1931). – ZILLIACUS, H., Nord. med. **37**, 624 (1948).

II. Anatomie der Beinvenen und Physiologie des venösen Refluxes

1. Anatomie

a) Geschichtlicher Rückblick

Eine im wesentlichen noch heute gültige Anatomie der venösen Blutbahnen an den unteren Extremitäten geht auf W. BRAUNE (1871, 1889) zurück. Im subkutanen Venennetz hebt er als hauptsächliche abführende Gefäße die V. saphena magna und V. saphena parva hervor, sowie am Unter-

schenkel ein im Abstand von 1–2 cm parallel zur V. saphena magna verlaufendes Gefäß stärkeren Kalibers, das durch mehrfache Anastomosen mit
der Saphena in Verbindung steht, jedoch oberflächlich verläuft. Weiterhin wird
eine V. cutanea femoris posterior angegeben, die an der dorsalen Oberschenkelseite eine rückläufige Verbindung von der V. saphena magna zur V. saphena
parva darstellt; außerdem beschreibt er eine verhältnismäßig konstante Verbindung zwischen beiden Saphenen proximal an der tibialen Seite des Unterschenkels, die sogen. „obere Anastomose". Die tiefen venösen Blutleiter
fand BRAUNE stets in Gestalt von 2 Begleitvenen der tiefen Arterien vor,
im Bereiche der dorsalen Seite des Unterschenkels sogar von 3 bis 4. In
der Kniekehle selbst konnte er außer der eigentlichen V. poplitea je eine
tibiale und fibulare Begleitvene der A. poplitea präparieren, die aus dem
Zusammenfluß der jeweiligen tibialen und fibularen Muskelvenen entstehen und vor dem Eintritt der V. poplitea in den Adduktorenkanal in
diese einmünden.

Als bemerkenswerte tiefe Querverbindung am Oberschenkel hebt er eine Anastomose zwischen der V. com. circumflexa tibialis und der V. glutaea caudalis unter
dem M. quadratus femoris hervor, die an ihren Enden entgegengesetzt gerichtete
Klappen aufweisen sollen. Somit entsteht in der Mitte ein „neutrales Gebiet",
von dem aus das Blut sowohl aufwärts zur Glutaealregion als auch abwärts
zur V. femoralis hin fließen kann. Die Anastomosen zwischen den oberflächlichen
und tiefen Venen sind nach BRAUNE entweder unmittelbarer Art zwischen
2 Hauptstämmen, oder sie verlaufen indirekt eine längere Strecke als Muskelvenen, um dann schließlich auch in den Hauptstrom einzumünden. Am Fuß
geht der Blutstrom von den tiefen zu den oberflächlichen Venen, am Unterund Oberschenkel umgekehrt. Als etwaige Grenze zwischen beiden Stromrichtungen wird das Talocrural-Gelenk angegeben. Für den Fuß gilt außerdem, daß
die Stromrichtung von der Planta nach dem Dorsum pedis hin gerichtet ist.
Mit diesen Angaben bestätigt BRAUNE die früheren Befunde von LE DENTU
(1867) und HOUZÉ DE L'AULNOIT (1854).

Wie RÉMY (1901) erwähnt, scheint der russische Anatom von LODER (1803)
in seinen Aufzeichnungen als Erster diese praktisch wichtigen Querverbindungen angedeutet zu haben.

Sowohl BRAUNE als HENLE (1868) und KOSINSKI (1925) betonen das häufige
Vorkommen von Variationen im Verlauf und in der Einmündungsart der
V. saphena magna in die V. femoralis und der V. saphena parva in die V. poplitea.
KOSINSKI fand mehrfache Anastomosen zwischen der V. saphena magna und
parva.

Nach GIACOMINI (1873) zieht der Blutstrom grundsätzlich von der Oberfläche
in die Tiefe. In seinen Strömungsversuchen mittels Injektionsmassen stellte
LÖHR (1921) eine große Anzahl von Anastomosen zwischen V. saphena magna
und V. saphena parva fest. Nie gelang aber durch retrograde Füllungsversuche
eine Darstellung der Hautvenen von den tiefen Blutleitern aus. Zu ähnlichen Ergebnissen kam auch MAGNUS (1921).

Über die *Klappenverhältnisse* in den Venen werden wir zuerst von KLOTZ
(1887) genauer unterrichtet. Die Klappen treten, allerdings in geringer Anzahl, schon bei einem Lumen von 1 mm auf. Sie stehen in der Regel in
Zusammenhang mit Asteinmündungen, und zwar in der Weise, daß im
Stamm eine Klappe kurz vor dem einmündenden Ast, im Ast eine zweite
nahe der Einmündung in den Stamm zu finden ist. Für die Tiefenverbindungen gelten seine Angaben nur bis zur Einsenkung der Vene in den Muskel.
Auf dieser Strecke fand er meist keine Klappen, einige jedoch mit Stromrichtung nach der Saphena. Wo keine Klappen vorlagen, ließ sich im Injek-

tionsversuch die Lösung leicht in die Tiefe treiben, zuweilen aber auch durch
Massieren wieder an die Oberfläche bringen: Somit mußten also neben
„neutralen" Verbindungen zudem auch solche, die das Blut von der Tiefe
nach der Oberfläche hin transportieren, angenommen werden.

Für die V. saphena magna werden von BARDELEBEN (1880) im Mittel
12 Klappen, für die V. saphena parva 9 bis 10 angegeben. Nach DELBET
(1906) soll die V. femoralis im Oberschenkelabschnitt 2 bis 4, die V. poplitea
im Durchschnitt 2 Klappensegelpaare aufweisen. Im Verlaufe der V. saphena
magna wird das Gefäß im Abschnitt von der Fossa ovalis bis zum Knie durch
2 bis 5, im Unterschenkelabschnitt durch 1 bis 5 Klappen unterteilt. Die
V. saphena parva ist nach seinen Angaben mit 6 bis 8 Klappen ausgestattet.

BARDELEBEN hat ein nach ihm benanntes Gesetz aufgestellt, demzufolge
die Klappen mit nur geringen Abweichungen in bestimmten Zwischen-
räumen angeordnet sind. Sie sollen in einem festen Verhältnis zur Länge
der Gliedmaßen stehen, wobei diese „Grunddistanz" für das Bein mit 7 cm
angegeben wird. Wenn BARDELEBEN nicht immer an den erwarteten Stellen
Klappen vorfand, führte er dies auf eine Nichtentwicklung oder Verkümme-
rung oft langer Strecken zurück. Häufige Unregelmäßigkeiten und Abweichungen gaben später verschiedentlich Anlaß, dieses „Distanzgesetz"
wieder zu verwerfen [KLOTZ (1887), MÉRIEL (1926) sowie auch jüngst
RAIVIO (1948)].

b) Neuere Ergebnisse

Anatomisch werden am Bein tiefe und oberflächliche Venen unterschieden,
die durch zahlreiche Anastomosen allerdings auf das engste miteinander
verbunden sind. Aus einer Arbeit von KANIA (1950) seien hier zur groben
Orientierung über das Venensystem der unteren Extremitäten zunächst
3 Skizzen angeführt (Abb. 5a, b, c).

Erst durch die systematischen Untersuchungen von RAIVIO (1948) sind
wir über die große Vielfalt der angelegten venösen Querverbindungen genauer
unterrichtet. Bei der präparativen Darstellung an 34 Beinen (von 17 Leichen
verschiedener Altersgruppen) fanden sich regelmäßig folgende Vv. communicantes angelegt: Am Oberschenkel tibial 12, fibular 8, dorsal 5. Im Knie-
bereich ließen sich tibial ebenfalls 12, fibular 8, dorsal 4 und am Fuß 10 tibiale,
13 fibulare, sowie 11 im Zentralgebiet verlaufende Vv. communicantes feststellen. Besonders reichlich sind die Anastomosen im Bereich der Waden-
muskulatur angelegt. Hier konnte er tibial 17, fibular 21 und an der dorsalen
Seite 6 Vv. communicantes finden. Die Addition ergibt also die bemerkenswert hohe Zahl von mindestens hundert (116) regelmäßig angelegten, präpa-
rativ darstellbaren venösen Querverbindungen am Bein. Mit Hinblick auf
die sonst vorliegende große Unregelmäßigkeit des Venensystems wird von
vielen Forschern, wie z. B. LINTON (1938) und MEISEN (1932), die Beständig-
keit gerade der Vv. vommunicantes betont.

Über die Häufigkeit und Verteilung der Venenklappen werden ebenfalls
von RAIVIO ausführliche Daten mitgeteilt: Demzufolge variiert die Zahl im
Verlaufe der V. saphena magna innerhalb des Oberschenkels von 1 bis 7
(Mittel 3.5), im Bereich der Wade von 2 bis 6 (Mittel 4) und des Fußes von
1 bis 4 (Mittel 2.6). Die V. saphena parva besitzt im Hauptstromgebiet

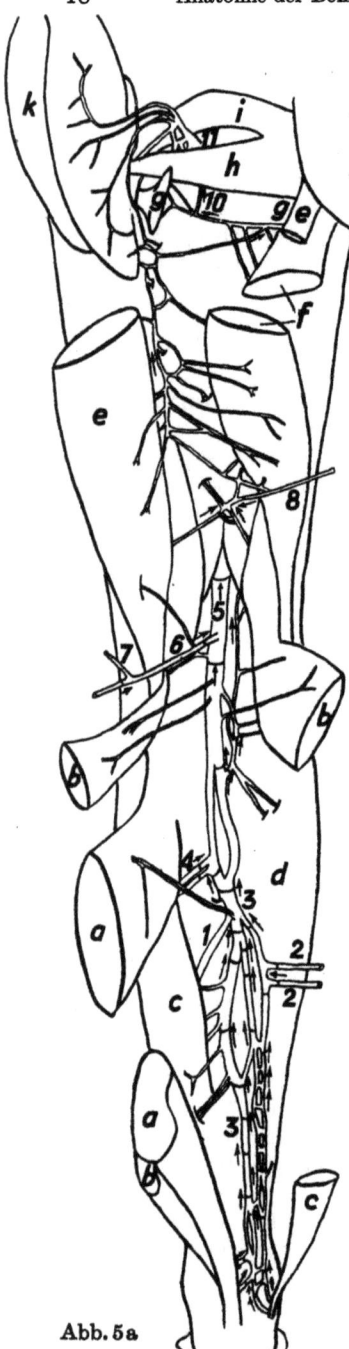

Abb. 5a

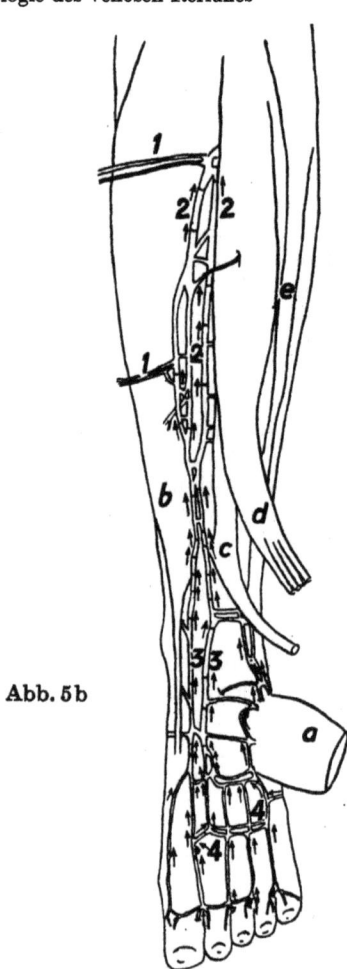

Abb. 5b

Abb. 5a. 1. Vv. com. fibulares 2. Vv. saphenotibiales post. 3. Vv. com. tibiales post. 4. Vv. com. tibiales ant. 5. V. poplitea. 6. V. saphena parva. 7. Anastomosis cum v. saph. magn. 8. Anastomosis cum rete venos. subcut. 9. Anastomosis cum v. circumfl. fem. tib. 10. Anastomosis cum v. glut. caud. 11. V. glutaea caud. a) M. soleus. b) M. gastrocnemius. c) M. flex. hall. long. d) M. flex. dig. long. e) M. biceps fem. f) M. semitendineus. g) M. quadratus fem. h) M. obturator int. et mm. gemelli. i) M. piriformis k) M. glutaeus max.

Abb. 5b. 1. Vv. saphenotibiales ant. 2. Vv. com. tib. ant. 3. Vv. com. dorsi pedis 4. Vv. com. arcutae a) M. extensor dig. brevis. b) M. tibialis ant. c) M. ext. hall. long. d) M. ext. digitorum long. e) Mm. fibulares longus et brevis.

(Malleolus-Fossa poplitea) 2 bis 6 (Mittel 3.8), im Fußgebiet 3 bis 7 (Mittel 4.3) Klappen. Für die *V. poplitea* werden 1 bis 3 (Mittel 2.2) Klappen angegeben. Mit der Feststellung, daß das Venenblut vorwiegend von den oberflächlichen in die tiefen Venen fließt, bestätigt KANIA (1950) erneut die allgemein herrschende Auffassung. Allerdings stellte die Autorin am Unterschenkel auch peripherwärts gerichtete Klappen, zwischen V. comitans tibialis und oberflächlichem Venennetz, fest. Nach RAIVIO (1948) öffnen sich die Klappen auf der Strecke zwischen Oberflächenfascie und der tiefen Einmündungsstelle ausnahmslos nach der Tiefe hin. Entgegengesetzt gerichtete Klappen fand er nur in dem epifascialen Teil der Vv. communicantes und – so wie KANIA – im Bereich des Fußes. In der Knie- und Knöchelgegend waren die Verbindungsvenen häufig klappenlos oder fanden sich nur in geringer Zahl (1 oder 2). Umgekehrt – außerhalb der Fascie öffnen sich die Klappen jedoch grundsätzlich nach der Peripherie. *Klappenlose* Vv. communicantes ließen sich mit Sicherheit unter den kurzen, häufig nur durch die Fascie getrennten Verbindungen zwischen den oberflächlichen und den tiefen subkutanen Venen, sowie unter der Achillessehne, in der Nähe der Malleolen und in den zur V. dorsalis pedis ziehenden Gefäßen nachweisen. Ein genaueres Studium widmeten POWEL und LYNN (1951) den *Klappen im Femoralisgebiet* bei 27 Leichen verschiedener Altersstufen und beider Geschlechter. Das Vorhandensein von Klappen wurde für die V. iliaca in 35%, für die V. femoralis superficialis[1])

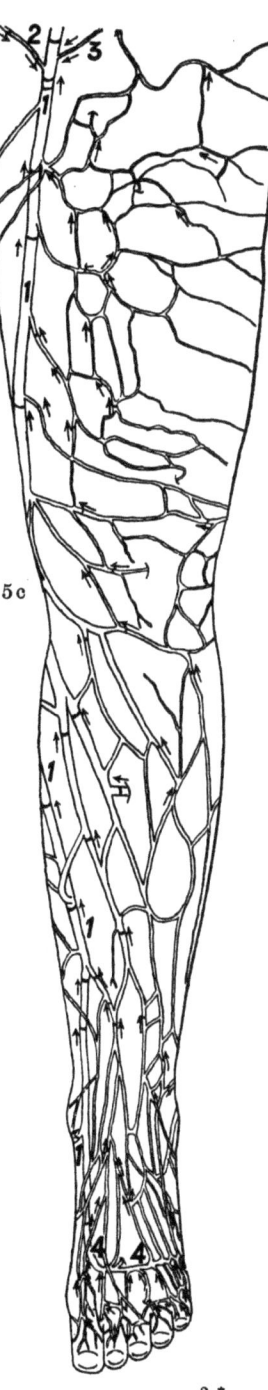

Abb. 5c

[1]) Im angelsächsischen Schrifttum wird unter *V. femoralis superficialis* das zwischen V. poplitea und Einmündung der V. profunda femoris gelegene Stück der Femoralvene bezeichnet. Dieser Terminus wurde gewählt, um die topographische Situation gegenüber der V. profunda femoris zum Ausdruck zu bringen. In Unkenntnis dieser Tatsache ist die V. femoralis superficialis bei Übersetzungen fälschlicherweise wiederholt mit V. saphena verwechselt worden. Da eine geeignete Bezeichnung in der deutschen anatomischen Nomenklatur unseres Wissens noch nicht existiert, halten wir im Folgenden an diesem Terminus fest. Jedenfalls rechtfertigen u. E. die praktischen Belange durchaus eine eigene Bezeichnung für diesen klinisch und pathologisch wichtigen Gefäßabschnitt.

Abb. 5c. 1. V. saphena magna. 2. V. epigastrica superficialis. 3. V. circumflexa ilium superficialis. 4. Arcus venosus dorsi pedis superficialis.

in 100% der untersuchten Extremitäten gefunden. Die V. femoralis superficialis besitzt meistens 3 bis 4 Klappen (vgl. Abb. 6). 1 Klappe lag in 10%, 2 in 35% und 3 oder mehr in 57% der Fälle vor. Im übrigen konnten die Verfasser keinen Anhalt für die oft ausgesprochene Vermutung finden, daß der Klappenapparat mit zunehmendem Alter allmählich verkümmert.

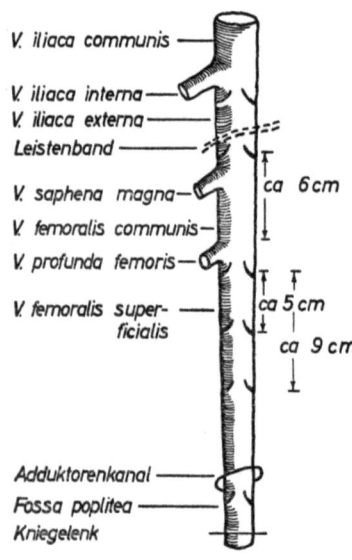

V. iliaca communis

V. iliaca interna
V. iliaca externa
Leistenband
V. saphena magna   ca 6 cm
V. femoralis communis
V. profunda femoris
V. femoralis super-   ca 5 cm
      ficialis
                                     ca 9 cm

Adduktorenkanal
Fossa poplitea
Kniegelenk

Abb. 6. Der Klappenapparat der V. femoralis [Nach Powel und Lynn (1951)].

In der V. poplitea fanden die Verfasser im allgemeinen eine einzelne Klappe knapp oberhalb des Gelenkspaltes. Der Klappenapparat ist nicht immer streng seitengleich angelegt, gelegentlich waren an einem Bein 3, kontralateral dagegen 7 Klappen vorhanden. Numerisch ließen sich keine signifikanten geschlechtsgebundenen Unterschiede nachweisen (im Mittel 4.7 bei 28 männlichen und 4.3 bei 26 weiblichen Extremitäten). Der bikuspidale Typ war vorherrschend, nur einmal fand sich eine Trikuspidalklappe.

Für das Verständnis der hämodynamischen Aufgaben und Funktionen des Venensystems ist der Hinweis von Bedeutung, daß die tiefen Venen dem Verlauf der Arterie entsprechend in derselben Gefäßscheide verlaufen. Häufig werden Hauptarterien von einem Venennetz strickleiterartig umfaßt (vgl. Lanz-Wachsmuth Bd. I, Teil 4). Diese Venen sind reichlich mit Klappen versorgt.

2. Physiologie

a) Vorbemerkungen

Wenn unsere Kenntnisse über die näheren physiologischen Bedingungen für den venösen Abfluß lange Zeit nur spärlich vorhanden und das theoretische und klinische Interesse an diesen Problemen begrenzt war, hat dies verschiedene Ursachen. Abgesehen von den Krampfadern war man über die pathophysiologische und praktisch-klinische Rolle des venösen Refluxes bis heute wenig unterrichtet. Vor allem wurde die Entwicklung gehemmt durch die methodischen und experimentellen Schwierigkeiten, die sich daraus ergaben, daß man die beim Menschen vorliegenden speziellen orthostatischen Verhältnisse kaum auf den Tierversuch übertragen kann.

Das zunehmende Interesse für die Thromboseprobleme mußte eine weitere Bearbeitung auch der hämodynamischen Verhältnisse an den unteren Extremitäten dringlich erscheinen lassen. Nicht zuletzt verdanken wir der Entwicklung und systematischen Anwendungen moderner angiologischer

Diagnostik – insbesondere wäre die Phlebographie zu nennen – eine Reihe wichtiger Erkenntnisse über die Physiologie bzw. Pathophysiologie des venösen Rückflusses. Es bestätigte sich erneut, daß *das Beinvenennetz als eine funktionelle Einheit aufzufassen ist, wobei den statisch und hämodynamisch bedingten Anforderungen mit einer außerordentlich stark entwickelten Kompensationsfähigkeit begegnet wird.* So können venöse Abflußgebiete bei Ausfall auch größerer Stämme in weit höherem Maße als im arteriellen System ohne nachweisbare Störungen vikariierend einspringen. Dementsprechend besteht eine nahezu unbegrenzte Fähigkeit zur *kompensatorischen Kollateralbildung*, eine Feststellung, die auch wir im Anschluß an Venenresektionen im Phlebogramm immer wieder machen konnten. Somit ist der alte Satz von Donders (1853), wonach kein Vorgang im Organismus mit größeren Unregelmäßigkeiten behaftet ist, als der Blutumlauf in den Venen, auch in diesem Zusammenhang zu bestätigen.

b) Hämodynamik

Die Vorstellung, *daß die oberflächlichen Blutleiter im hämodynamischen Sinn vorwiegend als Anastomosen zu den tieferen Hauptstämmen anzusehen sind*, wurde schon von Kosinski (1926) und Warwick (1931), sowie von Franklin (1937) vertreten und durch neuere Untersuchungen weiter unterstützt. Für die V. saphena magna hat dieses Gesetz ebenfalls Gültigkeit. Schon der anatomische Bau liefert einen interessanten Anhaltspunkt hierzu: Nach Raivio (1948) weist die V. saphena magna an der Einmündungsstelle in die V. femoralis etwa denselben Querschnitt wie in Kniehöhe oder über dem inneren Knöchel auf, d. h. ihr Kaliber ist im proximalen Teil normalerweise nur unbedeutend größer. Andere Autoren wie Braune (1873), Kosinski (1926), Franklin (1937) waren schon früher zu ähnlichen Ergebnissen gekommen.

Allein diese morphologische Feststellung mußte es als unwahrscheinlich erscheinen lassen, daß die im Saphenagebiet anfallenden großen venösen Blutmengen ihren Weg über den Hauptstamm bis zur Leiste nehmen können. Mit der phlebographischen Technik konnte der Abfluß des Saphenablutes aus den distalen Partien direkt in das tiefe Venennetz nachgewiesen werden. Injiziert man das Kontrastmittel in die V. saphena knapp oberhalb des Knöchels (oder in eine andere Vene am Fußrücken), so läßt sich der Weg über die Vv. communicantes in die Tiefe schon unmittelbar oberhalb des Fußgelenkes nachweisen [McPheeters und Mitarb. (1929, 1932); G. Bauer (1940); Baker und Sedwitz (1943); Hickam, McCulloch und Reevers (1949) u. a.]. Nur ein kleiner Teil des Kontrastmittels folgt den oberflächlichen Venen proximalwärts, um dann in Höhe des Kniegelenkes oder des Oberschenkels ebenfalls in die Tiefe abzufließen. Wenn das Kontrastmittel in die Saphena parva injiziert wird, lassen sich ähnliche Befunde erheben [Dos Santos (1938)]. In der „Praktischen Anatomie" (1938) von v. Lanz und Wachsmuth werden diese Zusammenhänge mit folgendem Satz umschrieben: „Das System der Hautvenen ist jedoch ganz regelmäßig durch Verbindungszüge an das tiefe System angeschlossen, so daß es mit ihm eine funktionelle Einheit bildet."

BAKER und SEDWITZ schließen aus ihren Untersuchungen, daß die Strömungsgeschwindigkeit im Femoralgebiet höher als in der Peripherie sein müsse. Um die Ablaufgeschwindigkeit des Venenblutes beim Menschen genauer festzulegen, ist von FRIMANN-DAHL (1935) unter dem Röntgenschirm die Zeit gemessen worden, die das in die V. saphena (in Höhe des Kniegelenkes) gegebene Kontrastmittel braucht, um bis zur Leiste vorzudringen. Er stellte zunächst große individuelle Unterschiede fest. Ferner fiel auf, daß sich meist etwa gleichzeitig eine Füllung des tiefen und des oberflächlichen Venennetzes einstellte. Demnach erhält man durch Strömungsmessungen in der V. saphena nicht nur ein Bild von der Abflußgeschwindigkeit in dieser Vene, sondern auch einen Maßstab für die Verhältnisse in der V. femoralis. FRIMANN-DAHL erwähnt ferner, daß der Abfluß des Kontrastmittels manchmal so verzögert erfolgt, daß eine genaue Fixierung der Entleerungszeit auf Schwierigkeiten stößt. BAKER und SEDWITZ (1943) beobachteten bei ihren phlebographischen Untersuchungen an gesunden Individuen gelegentlich noch nach 5 Minuten Reste des Kontrastmittels in den Gefäßen.

Exakte Unterlagen über die Abflußgeschwindigkeit des Blutes in den unteren Extremitäten wurden in letzter Zeit von JÖNSSON (1951) mitgeteilt, wobei der Verfasser sich der für diesen Zweck besonders geeigneten Isotopentechnik (Radiozirkulographie) bediente. Bei einer Gruppe von 239 kreislaufgesunden Patienten fand der Verfasser im Liegen eine *mittlere Strömungszeit zwischen Fußrücken und Leiste von 19,87 ± 0.56 Sekunden.* Mit Werten zwischen 4 und 60 Sekunden ergab sich also eine extrem große Streuung. Patienten mit Thyreotoxikose wiesen mit 11,2 ± 0.9 Sekunden wesentlich kürzere Zeiten auf, und in 16 Fällen mit Krampfadern wurden mit 37,0 ± 5.6 Sekunden signifikant verschlechterte Werte gemessen.

Unsere eigenen Ergebnisse zu diesen Fragen sind in Kapitel VI besprochen. In diesem Zusammenhang möchten wir nur auf die Schwierigkeiten hinweisen, die sich bei der Aufstellung absoluter Normen für die Physiologie der Beinvenen und für Vergleiche der Untersuchungsergebnisse miteinander ergeben. So ließen sich nicht unbeträchtliche Differenzen – z. B. bei Untersuchungen im Stehen oder im Liegen – nachweisen. Art und Schwere des Kontrastmittels sind, besonders für die Messung der Stromrichtung und Strömungsgeschwindigkeit in vertikaler Lage, von Bedeutung. Weitere Faktoren, die im Rahmen des Physiologischen zur Förderung des venösen Refluxes in Frage kommen, sollen nachstehend kurz Erwähnung finden.

Die Arterienpulsation bzw. der arterielle Druck als „vis a tergo" sind in ihrer Bedeutung für den venösen Rückfluß weitgehend von dem jeweiligen peripheren Gefäßtonus abhängig. Die Einwirkung bzw. Energieübertragung des arteriellen Systems auf größere Venenstämme im Sinne der „*arteriovenösen Koppelung"* ist hämodynamisch noch nicht zu übersehen. Seit den eindrucksvollen Modellversuchen von SCHADE und Mitarb. (1933, 1936) muß es als gesichert gelten, daß die Arterienpulsation eine peripherwärts gerichtete Druckwelle in die parallel verlaufende, von der gemeinsamen Gefäßscheide umschlossene Vene überträgt. Bei intaktem Klappensystem entsteht auf diese Weise in den tiefen Beinvenen ein sinnvoller Pumpmechanismus, der das venöse Blut stoßweise herzwärts befördert.

Schon vor der experimentellen Bestätigung durch SCHADE wurde dieser Mechanismus von KING (1837) und OZANAM (1881) postuliert. Auch BIZE (1896) weist in diesem Zusammenhang auf die Bedeutung der arterio-venösen Gefäßscheide hin. Inzwischen sind aber diese Fragen offenbar nicht bearbeitet worden. Vielleicht könnten uns weitere Erkenntnisse gerade über die arteriovenöse Koppelung dem Wesen der allgemeinen venösen Hämodynamik und vor allem auch der pathophysiologischen Zustände, wie sie beim postthrombotischen Syndrom vorliegen, näher bringen.

Eine wichtige Rolle spielen ferner die *intrathorakalen Druckverhältnisse*. Während der intrathorakale Druck bei der Inspiration 5–10 mm Hg betragen soll, liegt der negative Druck in Exspirationsstellung bei 3–5 mm Hg. Die Respirationswirkung ist komplexer, z. T. wird die venöse Blutsäule im Sinne eines Saugmechanismus beeinflußt. Auch das Zwerchfell übt während der Respiration einen fördernden Einfluß aus.

Daß eine Einflußstauung beim *Versagen des rechten Herzens* eintritt, ist bekannt. Auch der *Venenstrom*, wie er vom *neuro-vegetativen System* reguliert wird, ist ein für den venösen Reflux maßgeblicher Faktor. Wie im arteriellen Schenkel geht die Konstriktion mit erhöhtem, die Dilatation mit herabgesetztem endovasalem Druck einher [BURCH (1950)]. Die Versorgung der Venen mit Nervenfasern steht übrigens der der arteriellen Gefäße in keiner Weise nach [RATSCHOW (1949)]. Daß auch die venösen Blutleiter zu aktiver Funktionsleitung befähigt sind, wissen wir aus den klassischen Versuchen von GOLTZ, der schon 1860 die Abhängigkeit der Venenbewegung vom zentralen Nervensystem erkannt hat.

Eine besondere physiologische Bedeutung ist dem *Muskelspiel* bzw. den *Muskelkontraktionen* in den Beinen als „Pumpmechanismus" beizumessen. Bei aktiver Muskelbetätigung wird das venöse Blut proximalwärts getrieben, die Strömungsgeschwindigkeit in den Hauptstämmen beschleunigt. Wie SCHULZE (1933) zeigen konnte, handelt es sich hierbei allerdings nicht um eine einfache Druckwirkung; die Muskelkontraktion ist vielmehr im Sinne einer *Saug*-Pumpe wirksam. Das regelrechte Funktionieren dieser „Muskelpumpe" setzt einen intakten Klappenapparat voraus.

Die mit aktiver Muskeltätigkeit verbundene Entlastung manifestiert sich auch im Verhalten des *Venendruckes*. So konnte wiederholt ein beträchtliches Absinken des Manometerdruckes in den peripheren Gefäßen beim Gehen festgestellt werden [SMIRK (1936); BEECHER (1937); SEIRO (1937); BILGER (1947); POLLACK und Mitarb. (1949); WOOD (1951)].

Zu den erwähnten hydrodynamischen Momenten kommt der *hydrostatische Faktor*, der in aufrechter Lage die Abflußbedingungen in den unteren Extremitäten außerordentlich erschwert, vor allem, wenn die Venenklappen als Rückschlagsventile nach krankhaften Vorgängen zerstört oder funktionsunfähig sind. Aber auch ohne organische Veränderungen kann die auf der Blutsäule lastende Schwerkraft eine vorübergehende Stase hervorrufen. Diese mehr funktionelle Erscheinung, die z. B. beim ersten Aufstehen nach langer Bettlägerigkeit oder bei übermäßig langem Stehen ohne Betätigung der Beinmuskulatur beobachtet wird, kann durch „Versacken" des Blutes in die Beinvenen sogar zu einem *orthostatischen Kollaps* führen.

c) Zur Mechanik der Venenklappen

Mit der Aufgabe der Venenklappen, *als Rückschlagventile einen retrograden Rückfluß zu verhindern*, ist zwar eine wichtige, aber sicher nicht die ausschließliche Funktion gekennzeichnet. Nach VOLKMANN (1850) soll der Klappenapparat unter normalen Kreislaufverhältnissen überhaupt nicht in Funktion treten, „sondern hat ausschließlich den Zweck, eine rückgängige Bewegung des Blutes bei Gelegenheit von äußerem Druck auf die Adern unmöglich zu machen." Auch BERGMANN und WILLE (1951) vertreten neuerdings einen ähnlichen Standpunkt. Sie kommen an Hand von Modellversuchen darüber hinaus zu der Auffassung, daß eine gleichförmige Strömung des Blutes nur in Ruhe stattfindet. Bei heftigeren Körperbewegungen wird sie durch kurze Zeiten des Stillstandes unterbrochen, wobei sich jedesmal die Venenklappen schließen. Wahrscheinlich besteht die Hauptaufgabe der Venenklappen darin, beim Rückströmen das Blut auf mehrere Stützpfeiler zu verteilen und dadurch die Überlastung der endständigen Venolen und Kapillaren zu vermeiden. Die Verfasser konnten nachweisen und experimentell zeigen, daß eine Rückflußneigung schon bei sehr geringen, fußwärts gerichteten Kräften auftritt, wahrscheinlich schon beim einfachen Gehen, daß also *bei stärkeren Bewegungen ein lebhaftes Klappenspiel stattfindet.*

Wie bereits erwähnt, *kommt der Muskulatur und den Muskelvenen als Pumpvorrichtung im Sinne eines Saugmechanismus eine besondere Rolle zu. Daß die Zerstörung des Klappenapparates mit einer empfindlichen Störung dieser Mechanik einhergehen muß, ist ohne weiteres verständlich.*

Literatur

BAKER, E. C. und S. H. SEDWITZ, Radiology 41, 451 (1943). – BARDELEBEN, K., Jena. Z. Med. Naturw. 14, 467 (1887). – BAUER, G., Acta chir. Scand. 61 (1940). – BEECHER, J. Clin. Invest. 16, 733 (1937). – BERGMANN, H. und R. WILLE, Z. inn. Med. 6, 295 (1951). – BILGER, Inaug. Diss. (Freiburg 1947). – BIZE, L. (1896), Zit. nach FRANKLIN. – BRAUNE, W., Die Oberschenkelvene des Menschen in anatomischer und klinischer Beziehung (Leipzig 1871). – BRAUNE, W., Das Venensystem des menschlichen Körpers II (Leipzig 1889). – BURCH, G. E., A primer of venous pressure (Philadelphia 1950). – DELBERT (1906), Zitiert nach MAGNUS. – DONDERS (1853), Zitiert nach FRANKLIN. – DOS SANTOS, J. C., J. internat. chir. 3, 625 (1983). – FRANKLIN; A Monograph on Veins (London 1937). – FRIMANN-DAHL, J., Acta chir. Scand. 76, 36 (1935). – GIACOMINI; Accad. med. Torino (1873). – GOLTZ (1860), Zitiert nach RATSCHOW. – HENLE, J., Handb. d. Gefäßlehre des Menschen (Braunschweig 1868). – HICKAM, J. B., MC CULLOCH, R. P. und R. J. REEVES, Amer. Heart J. 37, 1017 (1949). – HOUZÉ DE L'AULNOIT, Recherches anatomiques et physiologiques sur les valvules de veines (Paris 1854). – JÖNSSON, G., Acta chir. Scand. 161 (1951). – KANIA, U., Die venösen Strombahnen des Beines. Inaug. Diss. (Jena 1950). – KING, T. W., Guy's Hosp. Rep. 2, 104 (1837). – KLOTZ, H., Arch. Anat. Entw.gesch. 159 (1887). – KOSINSKI, K., J. Anat. 60, 131 (1926). – v. LANZ-WACHSMUTH, W., Prakt. Anat. Bd. 1, Teil. 4 (Berlin 1938). – LE DENTU, Recherches anatomiques sur les veines du pied et de la jambe. Thèse Agrégat (Paris 1867). – LINTON, R. R., Ann. Surg. 107, 582 (1938). – v. LODER, J. C., Anat. Tafeln (Weimar 1803). – LÖHR, W., Dtsch. Z. Chir. 165 (1921). – MAGNUS, G., Dtsch. Z. Chir. 162 (1921). – MC PHEETERS, H. O., und C. O. RICE, Surg. Gyn. Obstetr. 49, 29 (1929). – MC PHEETERS, H. O., C. E. MERKERT und R. A. LUNDBLAD, Surg. Gyn. Obstetr. 55, 298 (1932). – MEISEN, V., Nord. med. tidskr.

4, 195 (1932). – Mériel, P., Arch. Anat. 6, 99 (1926). – Ozanam, C. R., Acad. sci. Paris 93, 92 (1881). – Pollack, A. A. und E. H. Wood, J. Appl. Physiol. 1, 649 (1949). – Powel, T. und R. B. Lynn, Surg. Gyn. Obstetr. 92, 453 (1951). – Raivio, L., Ann. med. exper. biol. Fenniae 4, 26 (1948). – Ratschow, M., Die peripheren Durchblutungsstörungen, 5. Aufl. (Dresden-Leipzig 1953). – Rémy, C., Traité des varices des membres inférieurs et de leur traitment chirurgical (Paris 1901). – Seiro, V., Acta chir. Scand. 80, 41 (1937). – Smirk, Clin. Sci. 2, 317 (1936). – Schade, H. und T. Wohlleben, Klin. Wschr. 12, 296 (1933). – Schade, H., F. Häbler, O. Hepp, H. Pich und H. v. Pein, Z. Kreislaufforschg. 28, 131, 153 (1936). – Schulze, W., Dtsch. Z. Chir. 239, 34 (1933). – Volkmann, Hämodynamik (1850). – Warwick, T. W., The Rational Treatment of varicose Veins and Varicocele (London 1931). – Wood, Proc. Staff. Meet. Mayo Clin. 27, 2 (1951).

III. Pathogenese des postthrombotischen Syndroms

1. Allgemeines

a) Lymphogene Faktoren

Wenn in der Diskussion über die pathogenetische Bedeutung der in Frage kommenden Faktoren im Rahmen des postthrombotischen Syndroms zeitweilig auch ein besonderes Interesse an dem Verhalten der Lymphbahnen zu verzeichnen war, lag das zunächst an der häufig beobachteten Tatsache, daß die einfache Venenligatur an den unteren Extremitäten nicht von der erwarteten Ödembildung gefolgt ist [Sotnischewsky (1879), Homans (1928)]. Daß diese Beobachtung an sich keineswegs gegen die primäre Rolle des Venensystems bei pathologischen Zuständen sprechen mußte, ist allerdings inzwischen anerkannt. Immerhin ist diese Auslegung charakteristisch für die rein mechanische Beobachtungsweise, wie sie bei diesem Problem zunächst vorherrschend war.

Aufschlußreiche tierexperimentelle Ergebnisse sind von Reichert (1926) mitgeteilt worden: Nach Durchtrennung sämtlicher Weichteile unter Schonung der Femoralgefäße beim Hund entstand ein Ödem für 8 Tage. Vom 4. Tag an konnte eine Regeneration der Lymphstränge festgestellt werden, und wenn man nach dieser Zeit auch die V. femoralis durchtrennte, trat keine neue Schwellung auf. Erst nach Blockierung der Lymphbahnen mit Tusche stellte sich wieder eine Schwellung ein. Später konnte Homans (1928) zeigen, daß bei Hunden durch Femoralvenenthrombose Ödeme zu erzeugen sind, wenn gleichzeitig eine Periphlebitis hervorgerufen oder der Lymphstrom durch Entfernung der Adventitia in der Leistengegend unterbunden wird. Hieraus wurde gefolgert, daß die Bedeutung der Lymphbahnen für die Ödementstehung größer als die der venösen Obduration sei [Homans (1928), Homans und Zollinger (1929)].

Allerdings ergaben die Experimente von Zimmermann und de Takats (1931), daß man mit Venenligatur wohl kein Ödem erzeugen kann, dies aber der Fall ist, wenn gleichzeitig eine Thrombosierung des Gefäßes durch Injektion von Alkohollösung in die Vene vorgenommen wird. Damit war eine Ödembildung unabhängig von den Lymphbahnen – mit Tuscheinjektionen konnte dabei der ungehinderte Lymphabfluß nachgewiesen werden – gesichert. Daß – nebenbei vermerkt – Ödeme nach experimenteller Lymph-

bahnen-Thrombose ebenfalls auftreten können, war übrigens schon von
Sotnitschewsky (1878) durch Injektion von Gipsbrei gezeigt.

McMaster (1937) wies experimentell nach, daß der Lymphstrom bei
Obduration der Hauptvenen herabgesetzt ist. Jedoch ist diese Störung reversibel und funktionell, nicht organisch, bedingt. Man kann sich aber leicht
vorstellen, daß die mit chronischer Stauung einhergehenden postthrombotischen Zustände auch Veränderungen in den Lymphgefäßen in Form von
Wandveränderungen und perilymphangitischer Fibrose bewirken, und somit
aus den reversiblen ödematösen Zuständen Indurationen und Elephanthiasis
entstehen können. Veal und Hussey (1942) haben besonders hierauf hingewiesen.

Zusammenfassend läßt sich über die lymphogenen Faktoren feststellen,
*daß sie im Rahmen des postthrombotischen Syndroms eine maßgebliche, im
einzelnen jedoch nicht klar zu erkennende, sicher aber vorwiegend sekundäre
Rolle spielen. Für die Ödeme sind sie von wesentlicher, bei der Entwicklung
der Indurationen von ausschlaggebender Bedeutung.*

b) Neurogene Faktoren, Gefäßspasmus

Schon Dabasse (1900) hat die Beteiligung vasospastischer Reflexmechanismen erwähnt. Diese Faktoren sind dann später von der französischen
Schule, vor allem von Leriche und seinen Mitarbeitern, näher studiert und
ihre Bedeutung immer wieder hervorgehoben worden. Leriche (1927, 1928,
1938) erblickt in einem Reizzustand der in der Gefäßscheide verlaufenden
sympathischen Nervenfasern die Hauptursache für die postthrombotischen
Störungen. Durch eine chronische Periphlebitis wird über die entsprechenden Reflexbahnen ein Spasmus im arteriellen Segment unterhalten. Unterstützt wurden seine Vorstellungen durch Beobachtungen in situ während
Operationen an postthrombotischen Extremitäten: Es konnte nach der Freilegung zunächst festgestellt werden, daß die tiefen Venen nicht – wie vermutet – obliteriert, sondern im Gegenteil gut durchgängig, wenn auch dünn-
wandiger als normal waren. Nach periarterieller Sympathektomie trat in
mehreren Fällen eine Besserung des klinischen Bildes ein. Es ist interessant,
zu vermerken, daß Leriche angibt, dabei öfter die V. femoralis mitreseziert
zu haben! Diesem Umstand wird jedoch keine besondere Bedeutung beigemessen, und der zusätzliche Eingriff ist hier offenbar nicht aus hämodynamischen Überlegungen, sondern ausschließlich zwecks vollständiger
Denervierung erfolgt. Jedenfalls sind die Folgen der Phlebektomie nicht
näher studiert worden.

Sowohl Leriche als auch seine Schüler haben in den folgenden Jahren
diese Vorstellungen ausgebaut und experimentell gefestigt [Leriche und
Jung (1931); Fontaine und Pereira (1937) u. a.]. Auch in diesen Arbeiten
spielt übrigens das Argument, daß eine Resektion von Venenstämmen nur
mit geringfügigen und vorübergehenden Ödemen einhergeht, zur Ablehnung
einer venösen, hämodynamischen Erklärung der postthrombotischen Störungen eine wichtige Rolle. Dagegen sprachen die Ergebnisse bei der mit
periphlebitischen Reizerscheinungen einhergehenden, chemisch induzierten
Thrombophlebitis zweifellos mehr für die neurospastische Theorie.

Unter dem Einfluß von LERICHE und seinen Mitarbeitern wird das postthrombotische Syndrom von einer Reihe von Autoren ausschließlich als eine Auswirkung von chronischen Gefäßspasmen aufgefaßt. So kommen die bekannten Gefäßchirurgen OCHSNER und DE BAKEY (1949) auf Grund ihrer Erfahrungen bei Sympathikusblockade zu dem Schluß, daß 90% der postthrombotischen Schwellungen auf Gefäßspasmen zurückzuführen sind. Allerdings weisen sie auf die Möglichkeit hin, daß die günstige Wirkung der Sympathikusblockade durch arterielle Mehrdurchblutung und damit beschleunigten Lymphstrom bedingt sein könnte.

Es sprechen also zu viele experimentelle und klinische Beobachtungen für die Beteiligung venöser Reflexmechanismen im Rahmen des postthrombotischen Syndroms, um die Bedeutung des Vasospasmus zu unterschätzen oder in Abrede zu stellen. U. E. handelt es sich jedoch dabei, wie auch bei der akuten Thrombose, um Faktoren zweiter Ordnung, die wohl das Krankheitsbild entscheidend beeinflussen, aber nicht alleine auslösen.

c) Kapillarschädigung

Für das Vorliegen einer Kapillarschädigung sprechen u. a. die experimentellen Befunde von ZIMMERMANN und DE TAKATS (1931), wonach die Ödemflüssigkeit Erythrocyten enthalten kann. Die gesteigerte Kapillarpermeabilität dürfte im wesentlichen als Folge der venösen Stauung und dadurch bedingten Hypoxämie zu erklären sein. Im Experiment fand MEYER (1947) beim Frosch eine Eiweißdurchlässigkeit der Kapillaren schon nach wenigen Minuten Sauerstoffmangels.

ALLEN, BARKER und HINES (1946) scheinen der Kapillarschädigung eine besonders zentrale Bedeutung für das postthrombotische Syndrom beizumessen.

In der französischen Literatur ist häufig von einer „Capillaritis" die Rede und diese Erscheinung an Hand von histologischen Beobachtungen erörtert [CAILLIAU und JAUSION (1948)]. Nach JAUSION, CAILLIAU, CALOP und BEJI (1948) wird dieser „Capillaritis" eine Hauptrolle in der Ulkus-Genese zugesprochen.

d) Entwicklung der Varizen

Das subkutane Venennetz neigt aus verschiedenen Gründen (fehlende Gewebsstütze, keine arteriovenöse Koppelung, traumatische Einwirkung) zu variköser Entartung. Es ist daher verständlich, daß gerade diese Gefäße bei einer dauernden Überbelastung Dekompensationserscheinungen zeigen. Nach EDWARDS (1934) ist eine Dilatation in 40–100% von einer Klappeninsuffizienz gefolgt, der Blutstrom nimmt bei orthostatischer Belastung einen retrograden Verlauf. Dies wiederum führt zu einer Mehrbelastung weiterer Abschnitte, ein circulus vitiosus stellt sich ein.

Die pathogenetische Bedeutung des erhöhten Venendruckes wurde schon von HANNQUIN (1903) vermutet. 1941 konnten VEAL und HUSSEY einen engen Zusammenhang zwischen Manometerdruck und Krampfaderentstehung während der Gravidität nachweisen und zogen hieraus den naheliegenden Schluß, daß auch bei den postthrombotischen Varizen ein ähnlicher Mechanismus wirksam sein müsse. Wie noch zu erörtern sein wird, liegen aber die Verhältnisse hier nicht so einfach; mit der Annahme einer direkten Relation zwischen Druckerhöhung und Grad der Varikosis dürfte nach den neueren Untersuchungen jedenfalls das Problem der sekundären Varizen nicht erschöpfend erfaßt sein. Nach MARTORELL (1946) soll regelmäßig eine Zunahme des Venendruckes bei Obliteration der tiefen Beinvenen vorliegen, jedoch in aufrechter Stellung nicht nachweisbar sein, wenn die Gefäße rekanalisiert sind. BAUER (1947), LINTON und HARDY (1948) und auch DE TAKATS nehmen im Gegensatz hierzu an, daß gerade die Rekanalisation mit einer Druckerhöhung in den klappenlosen Venen einhergeht, wobei diese vor allem in vertikaler Lage ausgeprägt sein soll. Die durch Rekanalisation verursachte erhöhte Stauung bewirkt eine allgemeine Verstärkung der Symptome; vor allem aber wird hierdurch der Varizenbildung Vorschub geleistet.

Allerdings haben systematische Untersuchungen der letzten Jahre auch Zweifel an der unmittelbaren Gültigkeit dieser an sich sehr einleuchtenden Vorstellungen aufgebracht. HÖJENSGARD und STÜRUP (1949, 1950) sowie DE CAMP, WARD und OCHSNER (1951) kamen nämlich zu dem unerwarteten Ergebnis, daß weder in den oberflächlichen noch in den tiefen Venen bei den postthrombotischen Patienten im Stehen erhöhte Manometerwerte in nennenswertem Umfange auftreten! Auch beim Gehen steigt der Druck in der V. poplitea überhaupt nicht, oder nur unbedeutend, an. Dagegen wurde im Gehen insofern ein relativ zu hoher Druck in den subkutanen Venen des Unterschenkels gemessen, als die unter normalen Verhältnissen gefundene Drucksenkung ausblieb. Wenn somit der Druckanstieg in den tiefen Venen (V. poplitea) ausbleibt, folgt hieraus, daß ein von mehreren Autoren angenommener retrograder, also distalwärts gerichteter Blutstrom nicht vorliegen kann. Auch schätzen HÖJENSGARD und STÜRUP (1952) auf Grund ihrer Befunde die physiologische bzw. pathologische Funktion und Aufgabe des Klappenapparates in den Wadenvenen höher ein als im proximalen Teil der Femoralvene. Als Gesamtergebnis seiner ausgedehnten hämodynamischen Studien über die primären und postthrombotischen Formen stellt STÜRUP (1950) folgendes Gesetz auf: *Bei den primären Varizen findet sich immer eine normale Funktion an den tiefen Beinvenen, während bei den postthrombotischen Varizen regelmäßig ein Versagen des Abflusses im Femoralgebiet vorliegt. Die primären Formen und ihre Symptome sind ausschließlich Folgen einer Klappeninsuffizienz im Saphenastamm und damit verbundener Druckerhöhung, bzw. fehlenden Druckfalls beim Gehen. Im Gegensatz hierzu sind die Beschwerden beim postthrombotischen Syndrom auf einen erhöhten, diffusen, alle subkutanen Venen umfassenden Druck bzw. fehlendes Absinken beim Gehen zurückzuführen.*

Alle diese bei den postthrombotischen Zuständen erhobenen Befunde sprechen natürlich keineswegs gegen die Stichhaltigkeit früherer Beobachtungen, vor allem nicht gegen die Druckerhöhung bei der *akuten* Thrombose. Sollte die venöse Überbelastung im akuten Stadium für die spätere Entwicklung von Varizen tatsächlich so bedeutungsvoll sein, wie es VEAL und HUSSEY (1942) annehmen, wäre dies jedenfalls ein weiteres Argument für die Abkürzung der Krankheitsdauer durch sofortige Anwendung der modernen Antithrombotika!

Zweifellos dürfte eine *kongenital* vorhandene Wandschwäche, wie sie bei den „primären" Varizen immer wieder in den Vordergrund gestellt wird, auch für das Ausmaß der postthrombotischen Krampfadern eine Rolle spielen. Während normale Venen eine Druckerhöhung durch Hypertrophie (besonders der media) ausgleichen können, dilatieren atrophische Gefäße naturgemäß schon bei geringer Mehrbelastung. Diese Ansicht wird auch gestützt durch klinische Beobachtungen von ALLEN, BARKER und HINES (1946). Sie beobachteten, daß bei Patienten, bei denen im postthrombotischen Verlauf Varizen auftraten, oft primäre Krampfadern vorhanden waren oder sich später auch primäre Varizen am kontralateralen Bein entwickelten. Wie in Kapitel V, 2d erwähnt, sind diese Zusammenhänge noch zu unsicher, bzw. die einwandfreien Unterlagen zu spärlich, um hierüber Bindendes aussagen zu können.

Schließlich ist darauf hinzuweisen, daß die unmittelbare Zerstörung subkutaner Venen durch thrombotische Prozesse [DABASSE (1900)] oder Phlebitis der V. saphena magna mit Klappendegeneration [BAUER (1942)] kaum als erschöpfende Erklärung des komplexen Geschehens herangezogen werden kann. Zudem liegen Befunde von EDWARDS und EDWARDS (1940) vor, wonach die postthrombotische Saphenainsuffizienz weniger durch einen unmittelbaren Klappenmangel bedingt sein soll, sondern eher durch reine Dilatation entsteht.

Über das Verhalten der *Vv. communicantes* nach Thrombose sind wir durch die Arbeiten von HOMANS (1916), TROUT (1929), EDWARDS und EDWARDS (1937) u. a. orientiert. Die bekannte Therapieresistenz der Ulzera wird von LINTON und KEELY (1939) einer Degeneration der Vv. communicantes zugeschrieben, wodurch sich der hydrostatische Druck der tiefen Venen in der Peripherie verpflanzt. Diese Strömungsumkehr tritt nach Resorption des Thrombus und Rekanalisation des Lumens in Erscheinung [OGDEN und SHERMAN (1946)]. EDWARDS (1935) fand eine Insuffizienz der kommunizierenden Venen bei 10% der Extremitäten mit trophischen Ulzera, die in diesem Falle auch einen besonders hartnäckigen Verlauf nahmen.

Eine Reihe weiterer Autoren betonen die Häufigkeit und die komplizierende Art dieser Zustände, meist jedoch ohne eine klare Differenzierung der primären und postthrombotischen Formen vorzunehmen [MEISEN (1927); MAHORNER und OCHSNER (1936, 1938); PRATT (1941, 1946)]. Andere Verfasser, wie LUKE (1940) sowie McCALLING und HEYERDALE (1940) messen den Vv. communicantes nur wenig Bedeutung für das postthrombotische Syndrom bei und beobachteten selten eine isoliert vorkommende Insuffizienz. MATORELL (1946) spricht die Ansicht aus, daß das Versagen der Verbindungsvenen vor allem im Rahmen einer allgemeinen Zerstörung des Klappenapparates der tiefen Venen eine besondere Rolle spielt.

Überblicken wir das zu diesem Thema vorliegende Material, so ist festzustellen, *daß in der Pathogenese der postthrombotischen Varizen noch eine Reihe von Fragen offen bleiben.*

Wenn auch die Druckerhöhung als mechanischer Faktor jedenfalls in einer bestimmten Phase zweifellos im Vordergrund steht, dürften daneben auch andere Faktoren, wie kongenitale Wandschwäche, Hypoxämie, Vasomotorik usw., entscheidend mitspielen.

e) Pathophysiologie des Ödems und der indurativen Gefäßveränderungen

Bei der akuten Venenthrombose entsteht ein sehr eiweißreiches Ödem, das nicht wieder durch die Kapillarwände zurückdiffundiert, sondern langsam über die Lymphbahnen abfließt [DRINKER, FIELD und HOMANS (1934)]. Experimentelle Beobachtungen haben eine herabgesetzte Lymphdrainage bei Thrombosen ergeben, und, daß erhöhter Venendruck eine Zunahme des Exsudates bewirken kann, ist schon von KROGH, LANDIS und TURNER (1932) nachgewiesen. Der wiederholt festgestellte besonders hohe Proteingehalt der postthrombotischen Ödeme ist insofern von Interesse, als eiweißreiche Extravasate Bindegewebsproliferationen hervorrufen, in je höherem Maße, je proteinhaltiger sie sind [DRINKER, FIELD und HOMANS (1934); HOMANS, DRINKER und FIELD (1934)]. Die beginnende Gewebsfibrose erschwert wiederum den Lymphstrom, und die venöse Stase, die „Insudation", verstärkt sich und in gleichem Maße auch die bindegewebigen Reaktionen. Das Ergebnis ist *eine zunehmende, fibröse Umwandlung der Subcutis in unspezifisches, schlecht durchblutetes Narbengewebe von harter Konsistenz* [DE TAKATS (1933); OCHSNER und DE BAKEY (1940)]. Diese Indurationen können u. a. die Beweglichkeit im Fußgelenk erheblich einschränken [HOMANS (1939)]. Auch nach den klinischen Erfahrungen muß das allmähliche Entstehen der Indurationen auf dem Boden einer ödematösen Infiltration als gesichert gelten können [ALQUIER (1924); TROUT (1929); DUCUING (1929); DE TAKATS (1933); HAXTHAUSEN (1936); BISGAARD (1939); ALLEN, BARKER und HINES (1946)].

THOMPSON (1944) glaubt an eine Sensibilisierung des Gewebes durch das Ödem, was z. B. bei Dermatomykosen von Bedeutung sein kann. Schließlich begünstigt das Ödem sicher die Streptokokkeninfektionen, wie dies von DRINKER, FIELD und HOMANS (1934) durch Blockierung der Lymphbahnen im Tierversuch experimentell gefunden wurde. Wahrscheinlich läßt sich das häufige Befallensein der postthrombotischen Patienten von rezidivierenden Lymphangitiden, Erysipelen [ALLEN, BARKER und HINES (1946)] in diesem Sinne deuten.

Schon das protrahierte Ödem nach Thrombose löst so erhebliche irreversible Gewebsveränderungen aus, daß sie allein das Entstehen einer Reihe der übrigen Symptome erklären könnten. Auf jeden Fall spielt das chronische Ödem für die Entwicklung der Induration eine dominierende Rolle.

2. Die venöse Stase
bei postthrombotischer Obliteration oder Rekanalisation der tiefen Venen

a) Gefäßobliteration

Geht man von der Annahme aus, daß die thrombosierten Venen grundsätzlich durch bindegewebige Organisationen obliterieren, ist die Vorstellung von der postthrombotischen Stauung als rein mechanisches Problem –

Herabsetzung des gesamten Gefäßvolumens – verständlich. Die chronische venöse Stase wäre demnach als eine unmittelbare Fortsetzung der im akuten Zustand vorliegenden hämodynamischen Situation aufzufassen. Gegen diese Theorie könnte allerdings das symptomfreie Intervall sprechen. Es wäre aber, wie HANNQUIN (1903) und G. BAUER (1942) erwähnen, durchaus denkbar, daß vorübergehend ein ausreichender Kollateralkreislauf entsteht, der dann durch fortlaufende Überbelastung insuffizient wird. Auch eigene phlebographische Befunde lassen im Prinzip die Richtigkeit dieser Vorstellung annehmen. Allerdings konnten wir dabei feststellen, daß die klinischen Symptome bei chronischer Obliteration der V. femoralis vergleichsweise weniger ausgeprägt waren, obwohl wir zunächst gerade hier die schwersten Störungen erwarteten. Diese Gruppe umfaßte zudem nur einen kleinen Teil der Fälle mit postthrombotischen Kreislaufstörungen. Über ähnliche Beobachtungen berichten in jüngster Zeit auch andere Autoren, und BAUER selbst schränkt die Bedeutung der chronischen Obliterationen in seinen späteren Arbeiten ein.

Wenn die Häufigkeit und pathogenetische Rolle eines dauernden Gefäßverschlusses zeitweilig überschätzt wurde, lag dies wohl – abgesehen von der bequemeren hämodynamischen und klinischen Interpretation – vor allem an der ursprünglich geübten phlebographischen Technik. Am liegenden Patienten ausgeführt, fehlt die Kontrastdarstellung naturgemäß bei Obliterationen, aber auch die rekanalisierten Venen füllen sich nicht immer. Wir sind im folgenden näher auf diese Zusammenhänge eingegangen (Kapitel VI). Allerdings bleibt die Tatsache bestehen, daß viele Folgezustände nach akuten Thrombosen auf Grund von Gefäßobliterationen entstehen, und die früheren Untersuchungen über die Entwicklung der Kollateralen sind weiter von grundlegendem Wert.

BAUER (1942) sah bei chronischer Verlegung der tiefen Venen einen Kollateralkreislauf vorwiegend über die V. saphena magna sich entwickeln. Dieser Abfluß funktioniert anfänglich mehr oder weniger zufriedenstellend, obwohl die Gesamtkapazität geringer ist und die Muskelpumpe nicht zur vollen Entfaltung kommt. Phlebographische Kontrolluntersuchungen ergaben aber in diesen Fällen eine im Laufe der Jahre zunehmende Schlängelung der Gefäße oder auch variköse Entartung. In diesem Stadium stellten sich dann auch meist verstärkt Symptome der venösen Insuffizienz wie Ödeme, Indurationen und Ulzera ein. Somit war der Schluß naheliegend, daß diese Erscheinungen in engem Zusammenhang mit der Degeneration des Kollateralkreislaufes stehen. Als direkte Ursache für die Dekompensation kommen langdauernde, starke Belastung des oberflächlichen Venennetzes oder auch lokale thrombophlebitische Prozesse in Frage.

b) Rekanalisation und valvuläre Insuffizienz

Es ist hier auf Erkenntnisse aus jüngster Zeit einzugehen, die für Pathogenese und Therapie von grundlegender Bedeutung sind. Bis heute wurde allgemein die fibröse Substitution und Obliteration als endgültiges und ausschließliches Schicksal aller intravasalen Thromben angesehen. Von dieser Regel räumte man nur Ausnahmen für die Form von puriformer „Erweichung" ein, wobei die nekrotischen Massen durch die proteolytischen Fermente zerfallender Leukozyten verflüssigt werden. Eine echte Einschmelzung kennen die Pathologen nur vom Spezialfall der Thrombangitis, bei der auch die Gefäßwand entzündlich infiltriert ist [LAUCHE (1952)]. Lediglich von W. W. MEYER (1947) konnten histologische Beobachtungen über Auswirkungen von proteolytischen Vorgängen bei blanden thrombotischen Prozessen mitgeteilt werden. Im pathologisch-anatomischen Sprachgebrauch ist zwar gelegentlich von „Rekanalisation" die Rede, darunter aber das Einsprossen von Kapillaren und die Vaskularisierung des fibrösen Gewebes verstanden.

Daß das Gefäßlumen tatsächlich ganz oder teilweise im Sinne einer echten Rekanalisation nach typisch verlaufenden Thrombosen wieder hergestellt werden kann, war schon von LERICHE (1923) bei Operationen festgestellt worden, allerdings ohne daß er damals weitere Schlüsse hieraus gezogen hätte. ZIMMERMANN und DE TAKATS (1931) war aufgefallen, daß artefizielle Venenthromben im Tierversuch meist nach kurzer Zeit einschmelzen und somit das Lumen wieder hergestellt wird.

Erst die serienmäßige Anwendung der phlebographischen Technik bei und nach Thrombosen hat aber das Vorkommen einer spontanen Rekanalisation in quantitativer und qualitativer Hinsicht erkennen lassen [CEDERMARK (1946); LINDE (1946); LÖFSTEDT (1946); SERVELLE (1946); BAUER (1947); LUKE (1950) u. a.]. Auch pathologisch-anatomisch konnten diese Beobachtungen bestätigt werden [HOMANS (1946); SERVELLE (1946); BAUER (1946)]. Zusammenfassend kommen die Autoren zu dem Schluß, *daß eine mehr oder weniger komplette Rekanalisation in mindestens* $^1/_3$ *der Fälle mit thrombotischer Verlegung der tiefen Beinvenen eintritt.* Selbst konnten wir im Phlebogramm bei über 200 Patienten mit schweren postthrombotischen Störungen eine vollständige Durchgängigkeit der V. femoralis in fast 90% der Fälle feststellen (vgl. Kap. VI, Abschnitt 2).

Bei der zu therapeutischen Zwecken vorgenommenen Teilresektion der V. femoralis hat sich dieser Befund regelmäßig im Operationspräparat verifizieren lassen. Wir fanden die Gefäßwand dabei teils atrophisch, teils sklerotisch verändert, z. T. lagen daneben auch erhebliche periphlebitische Verschwielungen vor. In allen Fällen war die Femoralvene durchgängig, *meist sogar völlig rekanalisiert*, ohne auffallende intravasale makroskopische Veränderungen aufzuweisen. Nicht selten zeigte sich aber auch eine inkomplette Rekanalisation. *Gemeinsam für alle diese Zustände war jedoch das völlige Fehlen von intakten Venenklappen.*

Einige typische histologische Schnitte durch solche rekanalisierte Venen sollen hier zur Veranschaulichung angeführt werden (Abb. 7a–d). Es handelt sich hier um Resektionspräparate einiger der unter Kapitel V, Abschnitt 4 beschriebenen Fälle.

Wir werden in den späteren Ausführungen auf die physiologischen Voraussetzungen für die Rekanalisation näher eingehen. Es ist hier nur zu erwähnen, daß diese Erscheinung keineswegs durch eine sekundäre Einwanderung und Durchsetzung mit Kapillaren zu erklären sein kann. Vor allem ist diese Theorie nicht auf die häufig anzutreffenden Zustände inkompletter Rekanalisation, bei denen oft nur leichte Intimaveränderungen und Klappenatrophien als Restzustände nach der abgelaufenen Thrombosierung geblieben sind, anwendbar. Vieles spricht aber dafür, daß es sich hier um eine fermentative Verflüssigung im akuten bzw. subakuten Stadium handeln muß.

Die erwähnte Feststellung, *daß nach der spontanen Rekanalisation eine valvuläre Degeneration vorgefunden wird, oder die Klappen völlig fehlen können,*

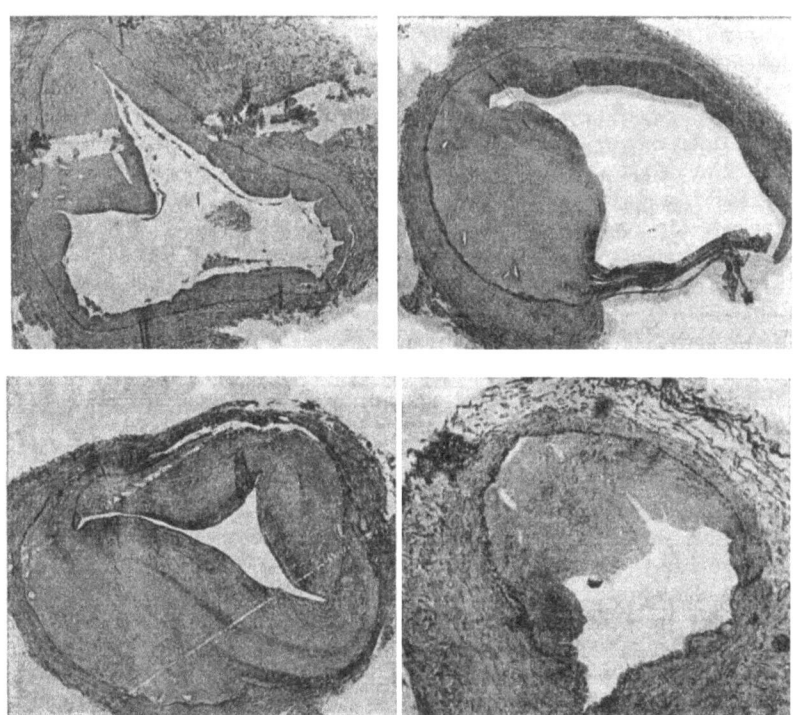

Abb. 7a-d. Spontan rekanalisierte Femoralvenenthrombose im histologischen Schnitt. Die 4 Patienten hatten vor Jahren ihre tiefe Beinvenenthrombose durchgemacht und litten an chronischer Venenstauung schwersten Grades mit Ulcus cruris. Es handelt sich um Operationspräparate nach Teilresektion der V. femoralis superficialis zur Verbesserung des venösen Refluxes.

ist für das pathogenetische und klinische Verständnis des postthrombotischen Syndroms von entscheidender Bedeutung. Die geschilderte physiologische Rolle des Klappenapparates für den regelrechten venösen Abfluß läßt die durch Störungen in dem fein abgestimmten Spiel dieses Mechanismus hervorgerufene Stauung verständlich werden.

Seit BENEKE (1890) in seinen Studien über die Thrombenorganisation erwähnte, daß die Venenklappen nur soweit in den fibrösen Substitutionsprozeß einbezogen werden, als sie durch Adhäsion fixiert sind, hat man offensichtlich von pathologischer Seite dem Verhalten der Klappen während und nach Thrombosierung kaum mehr Beachtung geschenkt. Dagegen weist BENDA (1911) im Rahmen eines Falles von Tuberkulose des Ductus thoracicus auch auf die Klappen hin, die ja in den Lymphgefäßen ähnliche Verhältnisse zeigen. In seinen histologischen Bildern sieht man teils zerstörte, teils intakte Klappen in fibröses und verkäsendes Gewebe eingebettet.

Eine valvuläre Insuffizienz nach Venenthrombose wird erstmals von HOMANS (1916) beschrieben; aber erst 1928 geht der Verfasser auf die Bedeutung dieser Erscheinung für die Pathogenese des postthrombotischen Syndroms näher ein. Genauere Kenntnisse über das Verhalten der Venenklappen bei der Thrombose verdanken wir den eingehenden tierexperimentellen Untersuchungen der amerikanischen Chirurgen E. A. EDWARDS und J. E. EDWARDS aus dem Jahre 1937. Die Versuche mit artifiziellen Thromben bei Hunden ergaben zusammengefaßt, daß eine komplette oder inkomplette Rekanalisation des Gefäßlumens die Regel ist. Der Grad und die formale Genese der valvulären Degeneration wird z. T. von der jeweiligen Stellung der Klappen im Augenblick der Thrombosierung bestimmt, gesetzmäßig ist aber die Rekanalisierung von einer atrophierenden oder stenosierenden Degeneration des Klappenapparates gefolgt.

Nach dieser Feststellung war die Vermutung naheliegend, daß das Blut, ähnlich wie bei der varikös entarteten Saphena, in aufrechter Stellung in den tiefen klappenlosen Venen ebenfalls retrograd fließen müsse. Diese Vorstellung wurde dann auch in den folgenden Jahren wiederholt vertreten, so von HOLLING, BEECHER und LINTON (1938), HOMANS (1941), LINTON und HARDY (1948). Daß dieser „paradoxe" Stromverlauf im Femoralgebiet tatsächlich die Hauptursache für die postthrombotischen Störungen darstellt, suchte G. BAUER mit phlebographischer Spezialtechnik zu beweisen. Tatsächlich konnte er durch Einspritzen von Kontrastmittel in die V. femoralis unter starkem Druck einen retrograden Verlauf bis in die Fußregion feststellen. Diese Befunde sind wiederholt von anderen Autoren (DE TAKATS) reproduziert worden. Auch wir konnten bei Patienten mit postthrombotischem Syndrom ähnliche Befunde erheben. Allerdings möchten wir in Bezug auf die hämodynamische Auslegung der mit dieser Technik erhaltenen Bilder einen etwas abweichenden Standpunkt einnehmen. In Kapitel VI ist näher auf dieses spezielle Problem einzugehen. Wenn wir gegen die Vorstellung von dem retrograden Fluß in den tiefen Venen Bedenken anführen, soll damit keineswegs Zweifel an der entscheidenden Rolle der Klappeninsuffizienz geäußert werden. Offenbar handelt es sich bei der mit Rekanalisation einhergehenden Klappendegeneration bzw. Klappenschwund sogar um den Hauptschlüssel der hier behandelten Kreislaufstörungen. *Auf Grund der erwähnten Befunde und unter Berücksichtigung der eigenen Erfahrungen sind wir zusammenfassend zu folgenden Vorstellungen über die Pathogenese dieser postthrombotischen Kreislaufstörungen gekommen:*

Entgegen der weit vertretenen Ansicht stellt die intravasale Venenthrombose nur z. T. einen irreversiblen Prozeß dar. In welchem Grad die Thrombenmassen durch Einwanderung von Fibroblasten bindegewebig substituiert werden und somit einer endgültigen Organisation und Obliteration anheimfallen, hängt nicht zuletzt von der Geschwindigkeit der proteolytischen Einschmelzung ab. Geht diese fermentativ gesteuerte Thrombolyse schnell vonstatten, dürften die Klappen intakt bleiben. Vieles spricht dafür, daß solche abortiv verlaufenden Formen mit Spontanheilung recht häufig vorkommen, allerdings vorwiegend bei weniger ausgedehnter Thrombosierung. In den klinisch typischen Thrombosen der tiefen Beinvenen kann die spontane Rekanalisierung wohl dem Organisierungsvorgang zuvorkommen, der Prozeß läuft aber zu langsam ab, um eine valvuläre Destruktion zu vermeiden. Wenn man im histologischen Schnitt die verschiedensten Übergangsformen zwischen totaler Obliteration und vollständiger Rekanalisation beobachtet, hat man es hier mit dem fixierten Endzustand der beiden auf das Substrat wirkenden Kräfte zu tun, dem thrombolytischen Faktor einerseits und der fibrösen Substitution andererseits.

Sowohl die Obliteration als auch die Rekanalisation gehen mit so erheblichen Belastungen des venösen Refluxes einher, daß eine Dekompensation über kurz oder lang die Folge sein muß. Dabei ist der Sonderfall der Femoralvenenobliteration hämodynamisch durch Überlastung und zunehmendes Versagen der Kollateralen im Prinzip verhältnismäßig einfach zu erklären.

Wesentlich komplizierter sind die Verhältnisse nach der Rekanalisation. Hier ist das Gefäßlumen wohl wiederhergestellt; statt einer funktionstüchtigen Vene liegt jedoch ein starres, teils sklerosiertes, teils atrophiertes Rohr ohne Klappen vor. Während das Blut im Liegen und bei entspannter Muskulatur einen mehr oder weniger ungestörten Abfluß findet, sind die Bedingungen vor allem in aufrechter Körperhaltung durch das Hinzukommen der orthostatischen Komponente äußerst erschwert. Die ganze Last des hydrostatischen Druckes (etwa 1200 mm H_2O) lastet nun unmittelbar auf den peripheren Gefäßabschnitten. Zwar resultiert hieraus nicht – oder nur ausnahmsweise oder vorübergehend – ein retrograder Fluß im Femoralisstamm, aber die proximale Strömung ist auf jeden Fall stark herabgesetzt. Im Gegensatz zu der Obliteration ist eine Entlastung, z. B. über die V. saphena, nur beschränkt möglich, münden doch die Kollateralen ebenfalls im proximalen Teil in den tiefliegenden Hauptstamm. Es tritt also auch in den anastomosierenden Gefäßen eine ausgesprochene „Einflußstauung" ein, die umso höhere Grade annimmt, je langsamer das Blut in der V. femoralis fließt. Wenn auch dieser Zustand eine Zeitlang durch die beträchtliche Anpassungsfähigkeit des Venensystems einigermaßen kompensiert werden kann, so sind schwere venöse Stauungserscheinungen auf die Dauer unausbleiblich. Wir haben in 6 Fällen Gelegenheit gehabt, phlebographische Kontrolluntersuchungen in verschiedenen Abständen nach klinischem Ablauf der akuten Thrombose vorzunehmen. Es konnte dabei regelmäßig festgestellt werden, daß die Rekanalisation schon nach 3 bis 10 Wochen abgeschlossen war, während sich das postthrombotische Syndrom hier erst nach Ablauf von mehreren Monaten deutlich manifestierte. Vieles spricht für die Auffassung, daß die symptomlose „Latenzzeit" im allgemeinen auf eine vorübergehende Kompensation zurückzuführen sein muß und nicht als Zeichen eines noch stattfindenden Rekanalisierungsprozesses anzusehen ist.

Wir sind uns bewußt, daß bei diesem summarischen Überblick noch viele Fragen offen gelassen wurden, verschiedene Faktoren unberücksichtigt geblieben sind und einige Ausführungen zudem einen hypothetischen Charakter tragen. Ein Teil dieser Probleme soll in den folgenden Kapiteln eine eingehende Erörterung erfahren.

Literatur

ALLEN, E. V., W. N. BARKER und E. A. HINES, Peripheral Vascular Diseases (Philadelphia-London 1946). – ALQUIER, M. L., Cellulite. In Traité de pathologie médicale, Bd. 6 (Paris 1924). – BAUER, G., Acta chir. Scand. 74, 115 (1942); BAUER, G., Nord. Med. 82, 2323 (1946). – BAUER, G., Svenska Läkartidn. 44, 1757 (1947). – BENDA, C., In ASCHOFFs Lehrbuch d. Pathologie Bd. 2 (Berlin 1911). – BENEKE, R., Beitr. path. Anat. 7, 95 (1890). – BISGAARD, H., Ulcus og Eczema cruris, Phlebiditis sequelae (Kopenhagen 1939). – CAILLIAU, JAUSION, Bull. Soc. frc. Phlébol. 30 (1948). – CEDERMARK, J., Nord. med. 81, 1538 (1946). – DABASSE, E., Contribution à l'étude des ulcères d'origine phlébitique (Paris 1900). – DE CAMP, P. T., J. A. WARD und A. OCHSNER, Surgery 8, 365 (1951). – DE TAKATS, G., J. Amer. Med. Ass. 100, 34 (1933).; DE TAKATS, G., J. internat. chir. 8, 903 (1948). – DRINKER, C. K., M. E. FIELD und J. HOMANS, Amer. J. Physiol. 108, 509 (1934). – DUCUING, J., Phlébitis, Thromboses et Embolies post-operatoires (Paris 1929). – EDWARDS, E. A., Surg. Gyn. Obstetr. 59, 916 (1934). – EDWARDS, E. A., N. England J. Med. 213, 450 (1935). – EDWARDS, E. A. und J. E. EDWARDS, Surg. Gyn. Obstetr. 65, 310 (1937). – EDWARDS, J. E. und E. A. EDWARDS, Amer. Heart J. 19, 338 (1940). – FONTAINE, R. und S. PEREIRA, Rev. chir. 56, 161 (1937). – HANNEQUIN, H., Arch. gén. méd. 1, 1217 (1903). – HAXTHAUSEN, H., Nord. med. tskr. 12, 1665 (1936). – HÖJENSGARD, I. C. und H. STÜRUP, Acta chir. Scand. 99, 133 (1949). – HÖJENSGARD, I. C. und H. STÜRUP, Acta physiol. Scand. 27, 1 (1952). – HÖJENSGARD, I. C. und H. STÜRUP, Acta dermat. venereol. 29, 169 (1952). – HOLLING, H. E., K. H. BEECHER und R. R. LINTON, J. Clin. Invest. 17, 555 (1938). – HOMANS, J., Surg. Gyn. Obstetr. 22, 143 (1916). – HOMANS, J., Ann. Surg. 87, 641 (1928). HOMANS, J., Circulatory Diseases of the Extremities (New York 1939). – HOMANS, J., N. England J. Med. 224, 179 (1941). – HOMANS, J., N. England J. Nord. med. 235, 163, 193, 249 (1946). – HOMANS, J., C. K. DRINKER und M. E. FIELD, Ann. Surg. 100, 812 (1934). – HOMANS, J. und R. ZOLLINGER, Arch. Surg. 18, 992 (1929). – JAUSION, CAILLIAU, CALOP und BEJI, Bull. Soc. frc. Phlébol. 23 (1948). – KROGH, A., E. M. LANDIS und A. H. TURNER, J. Clin. Invest. 11, 63 (1932). – LAUCHE, A., Regensb. Jahrb. ärztl. Fortbildung Bd. 2, VI. Teil (München 1952). – LERICHE, R., Presse méd. 309 (1923). – LERICHE, R., Bull. Soc. chir. 53, 187, 561 (1927). – LERICHE, R., J. chir. 37, 481 (1931). – LERICHE, R., J. internat. chir. 3, 585 (1938). – LERICHE, R. und A. JUNG, Bull. Soc. chir. 54, 886 (1928). – LERICHE, R. und A. JUNG, J. chir. 37, 481 (1931). – LINDE, P., Med. 31, 1537 (1946). – LINTON, R. R. und J. K. KEELEY, Amer. Heart J. 17, 27 (1939). – LINTON, R. R. und I. B. HARDY, Surgery 24, 452 (1948). – LÖFSTEDT, S., Nord. med. 31, 1535 (1946). – LUKE, J. C., J. Amer. Med. Ass. 61, 787 (1950). – LUKE, J. C., Surg. Gyn. Obstetr. 70, 828 (1940). – MAHORNER, J. R. und A. OCHSNER, Arch. Surg. 33, 479 (1936). – MAHORNER, J. R., Ann. Surg. 107, 927 (1938). – MARTORELL, F., Traitment des varices à l'aide de la phlébographie (Barcelona 1946). – MARTORELL, F., Varices (Barcelona 1946). – McCALLIG, J. und W. HEYERDALE, J. Amer. Med. Ass. 115, 97 (1940). – McMASTER, P. D., J. Exper. Med. 65, 347 (1937). – MEISEN, V., Acta chir. Scand. 62, 17 (1927). – MEYER, O., Surgery 843 (1947). – MEYER, W., VIRCHOWS Arch. 314, 681 (1947). – OCHSNER, A. und M. DE BAKEY, J. Amer. Med. Ass. 114, 117 (1940). OCHSNER, A. und M. DE BAKEY, J. Amer. Med. Ass. 139, 423 (1949). – OGDEN, E. und R. S. SHERMANN, Arch. Surg. 52, 404 (1946). – PRATT, G. H., J. Amer. Med. Ass. 117, 100 (1941). – PRATT, G. H., J. Amer. Med. Ass. 132, 701 (1946). – REICHERT, F. S., Arch. Surg. 13, 871 (1926). – SERVELLE, M.: Arch. mal cœur.

39, 2 (1946). – Sotnischewsky, Arch. path. Anat. Bln. **77**, 85 (1879). – Stürup, H., Ulcus cruris (Kopenhagen 1950). – Stürup, H. und I. C. Höjensgard, Stürup, H., Ulcus cruris (Kopenhagen 1950). – Acta chir. Scand. **99**, 518, 526 (1950). – Thompson, K. W., Yale J. Biol. **16**, 665 (1944). – Trout, H. H., Arch. Surg. **18**, 2281 (1929). – Veal, J. R. und H. H. Hussey, Surg. Gyn. Obstetr. **72**, 841 (1941). – Veal, J. R. und H. H. Hussey, Amer. Heart J. **23**, 390 (1942). – Zimmermann, A. und G. de Takats, Arch. Surg. **23**, 936 (1931). – Zimmermann, J. und R. Zollinger, Arch. Surg. **18**, 992 (1929).

IV. Klinische Symptomatik und Diagnose

1. Spezielle Symptomatik

a) Schmerzen

Schmerzen sind in wechselndem Grade vorhanden und kommen sowohl isoliert als auch in Kombination mit einem oder mehreren der übrigen Symptome vor. Der größte Teil postthrombotischer Kreislaufstörungen geht mit derartigen Beschwerden einher. Linton und Hardy (1948) stellten bei 54 von 84 Fällen solche Beschwerden fest. In unserem Material klagten insgesamt 86% über Schmerzen verschiedener Qualität und Stärke. Unabhängig von den übrigen Zeichen fand Homans (1946) auch *isoliert* vorkommende Schmerzen bei 17% seiner Patienten; eine exakte zahlenmäßige Erfassung dieser subjektiven Symptome stößt aber naturgemäß auf gewisse Schwierigkeiten.

Die Qualität wird unterschiedlich und ohne eigentliche charakteristische Merkmale angegeben, am häufigsten – nach Stürup (1950) bei $^2/_3$ der Fälle – klagen die Patienten über „*Schweregefühl*" und *schnelle Ermüdbarkeit*" des betreffenden Beines. Manchmal werden außerdem noch *ziehende Schmerzen* angegeben, die sich vor allem beim Stehen bis zur Unerträglichkeit steigern können. Beim Gehen lassen im allgemeinen die Beschwerden etwas nach, auch verschwinden die Schmerzen vielfach bei Bettruhe oder bei Hochlagerung des Beines. Ausnahmsweise treten aber auch im Bett „*nächtliche Wadenkrämpfe*" auf.

Diese postthrombotischen Schmerzzustände sind bereits in der älteren Literatur [Dabasse (1900), Hannequin (1903) und Ducuing (1929)] als *ischialgische* oder *crurale Neuralgien, Phlebalgien* bzw. *postthrombotische Lumbalschmerzen* beschrieben. Nach Leriche (1923, 1938) sollen sie mit Druck der kollateralen Beckenvarizen auf den Lumbalplexus zu erklären sein; auch Homans (1941) hält eine Beziehung zum sympathischen Nervensystem für gegeben.

Mehrere Verfasser [Hannequin (1903), Meyer (1932), de Takats und Fowler (1945)] weisen auf die *Verschlimmerung bei Wetterwechsel* hin. Homans (1941) spricht von kausalgischen Schmerzen, die nicht selten von vasomotorischen Veränderungen begleitet sind. *Paraesthesien* und *Hypaesthesien* werden beobachtet.

Auch Zustände vom Typ der *claudicatio intermittens* können auftreten [Dabasse (1900), Bauer (1940), Homans (1941)].

HANNEQUIN sucht die Ursache hierfür in den Muskelspasmen, wie sie auf Grund der venösen Stase und der Ischämie auftreten. Daß Fälle von claudicatio intermittens auf dem Boden der rein venösen Kreislaufstörung und unabhängig von arteriellen Gefäßveränderungen vorkommen, wird auch von LERICHE (1923) an Hand von kasuistischen Beispielen vertreten.[1])

Nach DE TAKATS und GRAUPNER (1951) lassen sich die postthrombotischen Schmerzen in 3 Haupttypen klassifizieren: In der *ersten* Gruppe sind die Schmerzen diffus, brennend, kausalgisch und steigern sich bei allgemein nervöser Erregung. Dieser Typ bessert sich durch Sympathikusblockade bzw. Sympathektomie. Nach Ansicht der Verfasser ist diese Gruppe jedoch – was übrigens als Argument gegen die Vorstellung von der besonderen Rolle vasomotorischer Elemente angeführt wird – verhältnismäßig klein. Sie soll nur bei etwa 5% der Fälle vorkommen. Der *zweite* Typ weist segmentalen Charakter auf und ist im Versorgungsgebiet des N. femoralis oder N. saphenus lokalisiert. Als Ursache für diese neuritischen Schmerzen werden perivaskuläre Verschwartungen angesehen. Für das postthrombotische Syndrom charakteristisch soll aber vor allem die *dritte* und größte Gruppe sein. Hier handelt es sich um spannende Schmerzen, die besonders beim Stehen ausgeprägt sind und sich in Horizontallage wieder verlieren. Linderung tritt ein bei Muskelkontraktionen und Bewegungsübungen. – Nur der hier angeführte *erste* Typ soll auf Sympathektomie gut ansprechen.

b) Ödeme, Indurationen

Neben den Schmerzempfindungen wird das klinische Bild in erster Linie von ödematösen Schwellungen und Indurationen beherrscht. *Ödeme* finden sich nach BAUER (1942), LINTON und HARDY (1948) bei sämtlichen Patienten im Anschluß an Beinvenenthrombosen, soweit diese nicht ihrerseits kausal behandelt worden waren. Die postthrombotischen Schwellungen umfassen alle Grade, vom leichten Knöchelödem, das auf Bettruhe völlig verschwindet, bis zur chronischen Induration von lymphatischem Typ. Abendliches Knöchelödem lag in dem von STÜRUP (1950) untersuchten Material bei 83% der Patienten vor. Die *Gewebsinduration* als wesentliche Erscheinung im klinischen Bild bei postthrombotischen Störungen ist zuerst von HOMANS (1916) besonders gewürdigt worden.

Die Verhärtungen werden hier beschrieben als große, oft zusammenhängende Partien, vorwiegend an der Medial- und Vorderseite des Unterschenkels lokalisiert. WHITE (1918) hebt ebenfalls die Induration als häufiges Zeichen nach durchgemachten Thrombosen hervor, und LERICHE (1938) weist besonders auf die Verhärtungen im unteren Drittel des Unterschenkels hin, welche sich nicht selten als manschetten- oder muschelförmige Umfassung der Knöchelgegend manifestieren. Die Haut und das Subkutan-

---

[1]) Von LÖHR (1933) wurde der Ausdruck „Claudicatio venosa" zur Kennzeichnung der plötzlich auftretenden Schwellung und Blaufärbung eines Armes aus völliger Gesundheit heraus geprägt. Diese Erscheinung, die teils auf Venenspasmus, teils auf Axillarvenenthrombose zurückzuführen sein soll, hat jedoch nichts mit der postthrombotischen Form der Claudicatio intermittens an den unteren Extremitäten zu tun.

gewebe sind fibrös verhärtet und kaum verschieblich. Statistische Angaben über das zahlenmäßige Vorkommen von Gewebsverhärtungen nach Thrombosen finden sich erstmals bei BAUER (1942). In allen Gruppen war die Induration häufiger als Ulzera. Es fanden sich oft Verhärtungen ohne Ulzerationen, aber nie umgekehrt. Als Bestätigung dieser Angabe sind die statistischen Ergebnisse von Stürup (1950) anzuführen. Bei 335 Patienten mit postthrombotischen Ulzera beobachtete er mehr oder weniger das ganze distale Unterschenkeldrittel umfassende Indurationen in über $1/3$ (36.6%) der Fälle. Kleinere Verhärtungen, d. h. weniger als handtellergroße, fanden sich nur in $1/4$ des Materials, während die übrigen Fälle (74.7%) teils handtellergroße, teils auf den ganzen Unterschenkel lokalisierte, indurative Veränderungen aufwiesen. Eine ausgesprochen zirkuläre Form war bei 24.6% der untersuchten Patienten vorhanden.

Die indurativen Gewebsveränderungen scheinen schon deshalb das Primäre zu sein und die Ulzerationen auf ihrem Boden zu entstehen. Auch HOMANS (1939) vertritt einen ähnlichen Standpunkt. Eine unmittelbare Beziehung zu Varizen scheint nicht zu bestehen, was auch durch die Untersuchungen von LARSON und SMITH (1943) belegt werden konnte. Die Verfasser stellten bei 491 Varizenträgern nennenswerte Indurationen nur in 10% der Fälle fest, wovon übrigens sogar beim größeren Teil Thrombosen in der Vorgeschichte vorlagen. Ähnliche Aufgaben finden sich auch bei BAUER (1942), der nur in 5 von 42 ausgesprochenen Krampfaderfällen Indurationen feststellte.

Die Entwicklung vom Ödem zur subkutanen Fibrose ist in den einzelnen Phasen nur schwer feststellbar, da die Kranken meist erst im Spätstadium zur Beobachtung kommen und man demnach auf subjektive Aussagen angewiesen ist. ALLEN, BARKER und HINES (1946) nehmen 2 Typen oder Stadien von Induration an: Eine *subakute* Form, wobei die Haut warm, nicht verschieblich und von dunkelroter oder bräunlicher Farbe ist, sowie eine *chronische* Form mit mehr oder weniger ausgesprochener Retraktion und Atrophie der Haut und des Subkutangewebes. Hier weist die Epidermis eine dunkelbraune Farbe auf. Entsprechende Aufteilungen in einen *akuten* und einen *chronischen* Indurations-Typ werden von anderen Autoren wie BAUER (1942) und BIRGER (1947) empfohlen.

In den zentralen Partien der Indurationen sind manchmal lymphangitische Prozesse mit lymphogenem Exsudat im Gewebe und unspezifischen, fibrösen Reaktionen zu beobachten. Auf diesem Boden pflegen sich dann früher oder später Nekrosen und Geschwüre mit schlechter Heilungstendenz zu entwickeln. Im angelsächsischen Schrifttum wird für diesen chronisch-entzündlichen Prozeß in der Subcutis der Terminus „*Cellulitis*" herangezogen. Als Zeichen einer rezidivierenden „Cellulitis" tritt gelegentlich *intermittierendes Fieber* auf, eine Erscheinung, die fälschlicherweise oft als Aufflackern des thrombotischen Prozesses gedeutet wird. Die Zustände sprechen aber im allgemeinen auf die übliche Chemotherapie, Ruhigstellung und Umschläge, gut an. Bei gleichzeitiger Leistendrüsenschwellung soll Röntgenbestrahlung im Anfangsstadium von Nutzen sein können (DE TAKATS und GRAUPNER).

Bisher wurden viele postthrombotische Schwellungen aus Unkenntnis über Verbreitung und Bedeutung venöser Kreislaufstörungen als idiopathische *Elephantiasis* angesprochen. Es gibt jedoch eine Reihe Fälle von postthrombotischen Kreislaufstörungen, die sich vorwiegend oder vorübergehend als Lymphödem manifestieren und das Bild einer Elephantiasis bieten können [HOMANS, DRINKER und FIELD (1934), LUKE (1941), OCHSNER und DE BAKEY (1941)]. Auch VEAL und HUSSEY (1942) vertreten die Auffassung, daß eine Obturation der Lymphwege nach tiefen Venenthrombosen entstehen, und hieraus eine echte Elephantiasis resultieren kann. Hier dürfte es sich also um Sonderformen handeln, die mit dem eigentlichen, venös und hydrostatisch bedingten, postthrombotischen Ödem nicht in direkter Beziehung stehen. Wichtig ist die Tatsache, daß das Lymphödem keine Neigung zum Abschwellen bei Bettruhe zeigt.

Differentialdiagnostische Anhaltspunkte gegenüber den rein *kardial* bedingten Ödemen, die ihrem Wesen nach eine Ähnlichkeit mit der valvulären Stase aufweisen, ergeben sich meist aus der Anamnese. Während die kardialen Ödeme bilateral symmetrisch verteilt sind, kommen die postthrombotischen Störungen meist einseitig vor, jedenfalls wird in der Regel ein Bein bevorzugt befallen. Ein kombiniertes Vorkommen von beiden Ödemformen wird gelegentlich beobachtet.

Es scheint kein reiner Zufall zu sein, daß die postthrombotischen Symptome dabei zeitlich meist vorangehen; sie dürften bei dem Entstehen der Herzdekompensation manchmal eine ursächliche Rolle spielen.

c) *Dermatitis, Ekzem, Pigmentierung*

Oberflächliche Hautreaktionen verschiedener Art sind häufig, vor allem kommen Dermatitiden bzw. Dermatosen, ekzematöse Veränderungen sowie Pigmenteinlagerungen vor. In unserem Material stellten wir Hautausschläge erheblichen Grades in fast 20% der früheren Thrombosefälle fest. Das postthrombotische *Cruralekzem* findet sich bevorzugt an der Medialseite des distalen Unterschenkeldrittels, aber auch mehr diffus verteilt. Es kommt in verschiedenen Arten, als chronische Lichenification, Neurodermatitis oder vesiculäres Ekzem vor [ALLEN, BARKER und HINES (1946)].

Über die Natur des postthrombotischen Ekzems lassen sich keine sicheren Angaben machen; möglicherweise liegt nur ein durch Stauung hervorgerufener Juckreiz, der sich allerdings bis zur Schmerzempfindung steigern kann, zugrunde [MEYER, ALLEN, BARKER (1932) und HINES (1946)]. Diskutiert wird aber auch eine stasebedingte Allergen-Häufung, z. B. auf dem Boden einer Dermatomykose, wodurch einer Gewebssensibilisierung Vorschub geleistet werden könnte [THOMPSON (1944), NAIDE (1947)]. Eine Beobachtung von BIRGER, wonach ein Exanthem im Gesicht bei beschleunigter Resorption eines postthrombotischen Ödems entstand, könnte vielleicht in diesem Sinne gedeutet werden. Vorläufig sind wir hier noch auf Hypothesen angewiesen.

Eine diffuse *Pigmentierung* ist eine regelmäßige Begleiterscheinung, wobei die Haut sowohl eine dunkelbraune als auch hellbraune Farbe annimmt. Liegen rezidivierende Ulzerationen vor, bilden sich nach deren Abheilung entsprechende blasse, bzw. pigmentarme Inseln, und liegt noch eine ausgeprägte Zyanose vor, ergibt sich ein manchmal recht farbiges Bild.

Wenn auch hier die Medialseite des distalen Unterschenkeldrittels als Prädilektionsstelle anzusehen ist, kann die Hautverfärbung – fleckenförmig oder diffus – praktisch auf den ganzen Unterschenkel übergreifen. Bei seinem etwa 300 postthrombotische Ulzerationen umfassenden Material konnte STÜRUP (1950) fast ausnahmslos eine Pigmentierung des betreffenden Unterschenkels feststellen. Im ganzen gesehen entspricht die Hautverfärbung der Ausdehnung der Indurationen; er beschreibt aber sowohl verbreitete Pigmentationen ohne Gewebsverhärtungen, als auch vereinzelte Fälle mit indurativen Gewebsveränderungen, ohne daß diese von irgendwelchen Hautveränderungen begleitet waren.

Mikroskopisch läßt sich nachweisen, daß das postthrombotische Pigment vorwiegend aus Hämosiderin besteht [HELLER (1943)], aber auch Melanin kann beteiligt sein; dies besonders nach längerem Kratzen oder sonstiger mechanischer Reizeinwirkung. Es liegen bisher kaum genauere Angaben über die prozentuale Häufigkeit der postthrombotischen Pigmentierung vor, LINTON und HARDY geben jedoch 95% an. Dies entspricht auch ungefähr den eigenen Beobachtungen. Jedenfalls darf man sagen, daß eine leichte, mäßige, bis sehr starke Hautpigmentierung am Unterschenkel als ein typisches und regelmäßig vorkommendes Symptom der postthrombotischen Kreislaufinsuffizienz anzusehen ist.

Über die Pathogenese der Hautpigmentierung lassen sich ebenfalls nur Vermutungen anführen. Erwähnenswert ist in diesem Zusammenhang eine Feststellung von ZIMMERMANN und DE TAKATS (1931), wonach die Ödemflüssigkeit bei experimenteller Thrombose Erythrozyten enthalten kann. Demzufolge wäre mit der Hautverfärbung bald nach Beginn der Thrombosierung zu rechnen. Wie auch ALLEN, BARKER und HINES (1946) betonen, ist dies aber offenbar nicht der Fall; wie die übrigen Symptome braucht auch die Pigmentierung eine gewisse Latenzzeit.

d) Varizen

Allgemeingültige, differentialdiagnostische Richtlinien für die Trennung zwischen einer primären, idiopathischen Form einerseits und der postthrombotischen, sekundären Varicosis andererseits, lassen sich nach dem äußeren klinischen Aspekt nur bis zu einem gewissen Grad aufstellen. Auch wird das Bild durch gleichzeitiges Vorkommen beider Formen überlagert bzw. verschleiert. In der älteren Literatur wird dem Symptom der Varikosis keine große zahlenmäßige Bedeutung beigemessen. GASTOU (1887) und DABASSE (1900) fanden bei ihren postthrombotischen Ulzera nur ausnahmsweise Krampfadern. Auch nach WHITE (1918), TROUT (1929) und HANSEN (1937) sind diese sekundären Varizen selten. Von HOMANS (1916) werden die postphlebitischen Varizen als *kleinkalibrig, dünnwandig und oft gerade noch sichtbar* angegeben, und von BAUER (1942) werden sie ebenfalls als klein – im Gegensatz zu den primären Formen – beschrieben. Dafür sind sie aber viel zahlreicher vorhanden, während die idiopathischen Phlebektasien meist auf einzelne Venenstränge beschränkt bleiben. In diesem Sinne wäre auch die von HOMANS aufgestellte Regel zu verstehen: Je zahlreicher und feinkalibriger die Phlebektasien, je ausgedehnter und hartnäckiger die Ulzerationen.

ALLEN, BARKER und HINES (1946) stellten jedoch nach Thrombosen sowohl kleinere als auch größere Venenerweiterungen fest, und auch LINTON und KEELEY (1939) berichten von einem gehäuften Vorkommen von postthrombotischen Varizen, gleichzeitig mit Insuffizienz der V. saphena magna, sowie der V. saphena parva. Als für die thrombotischen Folgezustände typische Lokalisation werden von mehreren, auch älteren Autoren suprapubische Venenerweiterungen angeführt [ARNOZON (1881), VAQUEZ (1894), STAPELMOHR (1936), ALLEN, BARKER und HINES (1946)].

Daß die postthrombotischen Ulzera keineswegs ein Vorhandensein von Krampfadern voraussetzen, geht u. a. aus den Untersuchungen von STÜRUP hervor: Von 142 Extremitäten mit Ulcera cruris nach früherer Thrombose waren 27 (19%) völlig frei von Krampfaderbefall! Weitere 4 Unterschenkel wiesen ganz vereinzelt leichte Ektasien auf, und bei 3 Patienten lagen nur Bauchwandvarizen vor. Insgesamt konnte in rund der Hälfte der Ulkusfälle erhebliche (21.9%) und starke (33.1%) variköse Entartung der V. saphena magna oder der V. saphena parva gefunden werden. In 23.2% waren die Krampfadern nur unbedeutend entwickelt, und in 2.8 % nur als leichte Ektasien nachweisbar.

Wie LUKE (1940) hervorhebt, ist bei der Verwertung derartiger Ergebnisse zu berücksichtigen, daß in einem Teil der Fälle schon vor der Thrombose variköse Entartungen vorgelegen haben könnten, ein Umstand, der auch bei sorgfältigstem statistischem Vorgehen das Bild recht beträchtlich verwischen kann. Insofern dürften die Zahlen für die Ulzera begleitende Varizen eher zu hoch erfaßt sein.

Im großen ganzen scheint sich folgender Grundsatz zu bestätigen: Die *primären* Krampfadern befallen meist einzelne Venenstränge, wobei die Phlebektasien z. T. erhebliche Ausmaße annehmen, verursachen dafür aber nur verhältnismäßig geringe Beschwerden. Bei den reinen Formen fehlen auch meist irgendwelche ernsteren Begleitsymptome. Dagegen sind die typischen *postthrombotischen Phlebektasien feinkalibriger und diffus am Unterschenkel, manchmal auch am Oberschenkel verteilt. Praktisch immer gehen sie mit erheblichen Beschwerden wie Schmerzen, Ödemen, Indurationen, Ekzem und Ulzera einher.* Wir möchten HOMANS (1916, 1939) in seiner Auffassung beipflichten, daß die postthrombotischen Varizen im Vergleich etwa mit den Schwellungen und Indurationen in ihrer zahlenmäßigen Bedeutung deutlich zurücktreten. Allerdings werden feinere Venenerweiterungen sicher manchmal durch ödematöse Schwellungen verdeckt bzw. nicht beachtet.

e) Ulcus cruris postthromboticum

Mit dem Geschwür manifestieren sich die dystrophischen Gewebsveränderungen in ihren schwersten Graden. Es ist verständlich, daß gerade dieses Symptom der venösen Kreislaufinsuffizienz nach Beinvenenthrombose zuerst auffiel und die französischen Ärzte bereits um die Jahrhundertwende beschäftigte. Die postthrombotischen Ulzera – nach der französischen Nomenklatur „ulcères phlébitiques" – haben insofern keine charakteristischen Prädilektionsstellen, als sie überall am Unterschenkel auftreten. Das bilaterale Vorkommen ist relativ häufig, jedoch nur im selben Grade, als die vorangehende Thrombose ebenfalls doppelseitig vorlag. Die Ulzerationen sind als Solitärgeschwüre, multipel, oder in Gruppen gehäuft beobachtet worden. Mehrere voneinander unabhängige Geschwüre sollen mit etwa 30% relativ oft vorkommen [STÜRUP (1950)]. Die Fläche variiert von Erbsen- bis Handtellergröße. Durch Konfluieren können riesenhafte, zirkuläre Ulzera entstehen. Der runde oder ovale Typ scheint vorzuherrschen, obwohl bei der großen Vielfältigkeit kaum von einer charakteristischen Form gesprochen werden kann; STÜRUP stellte bei 25% der Fälle eine über markstückgroße Ausdehnung fest. Oft nehmen sie kraterförmiges Aussehen an mit erhöhten, indurierten Rändern und flachem Grund. Die meisten Ulzera entstehen spontan, oder im Anschluß an geringfügige Traumen. Rezidive stellen sich meist an neuen Stellen ein; nur in ca. 20% wird nach Stürup die alte Narbe befallen. Um das Geschwür herum finden sich mehr oder weniger ausgesprochene bräunliche Pigmentpartien, evtl. auch mit dermatitischen Hautveränderungen.

Die postthrombotischen Ulcera cruris nehmen einen chronischen oder rezidivierenden Verlauf. Nur ausnahmsweise heilen sie wirklich endgültig zu. Bei der Abheilung bleibt eine blasse, pigmentlose oder pigmentarme Narbe zurück, die sich von der meist stark bräunlich verfärbten Haut der Umgebung mehr oder weniger scharf abhebt. Ein Beispiel aus unserer Kasuistik mag zur Verdeutlichung hier angeführt sein (Abb. 8).

Es handelt sich im übrigen hier um den in Absatz 4 erwähnten Fall,

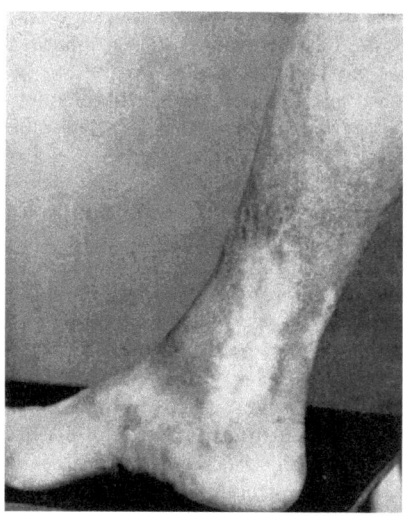

Abb. 8. Zustand nach verheiltem Ulcus cruris postthromboticum.

2 Monate nach Resektion der V. femoralis zur Behebung der venösen Stase.

In den typischen Fällen liegt keine ausgesprochene Varikosis vor. Ohne grundlegende Änderung haben diese älteren Angaben bis heute Gültigkeit. Nach HOMANS (1916, 1917) kommen die postthrombotischen Geschwüre allerdings meist multipel, verteilt über den ganzen Unterschenkel, vor. Auch er betont das Fehlen jeder gröberen variкösen Entartung des umgebenden Gewebes. TROUT (1929) fand meist kleine, multiple Ulzerationen. Dagegen vertritt MEYER (1932) die Ansicht, daß eine bestimmte Form und Lokalisation kaum angegeben werden kann.

Wie die thrombotischen Prozesse, kommen auch die Geschwüre an der *linken Extremität am häufigsten* vor. So stellte z. B. BIRGER (1947) bei 241 Patienten linksseitige Ulzera in 25.7% der Fälle fest, während Geschwüre am rechten Bein nur bei 18.6% zu verzeichnen waren. STÜRUP (1950) fand in seinem Material etwa $^2/_3$ am linken Unterschenkel. Nach GILJE (1949) soll diese Bevorzugung der linken Seite jedoch nur bei den Frauen so ausgesprochen sein, beim männlichen Geschlecht werden die Verhältniszahlen etwa gleich angegeben. In unserem eigenen Material war bei beiden Geschlechtern ein deutliches Dominieren des linken Beines festzustellen.

Statistische Unterlagen über die genauere Lokalisation der postthrombotischen Ulzera werden ebenfalls von BIRGER mitgeteilt. Von insgesamt 286 Geschwüren fanden sich 234 (82%), also die überwiegende Anzahl, an der medialen Seite des Unterschenkels, 37 lateral, 12 an der Vorderseite und 3 in der Wadengegend. Ca. 90% der Geschwüre waren an der unteren Hälfte lokalisiert. Mit $^2/_3$ aller Ulzera fand auch STÜRUP die Innenseite des Unterschenkels vorwiegend befallen, ein weiteres Drittel war am äußeren oder inneren Knöchel lokalisiert. Nach diesen Untersuchungen muß demnach als *bevorzugter Sitz die Medialseite des li. Unterschenkels im unteren Drittel gelten. Gerade beim postthrombotischen Ulkus ist aber jede andere Lokalisation möglich und auch verhältnismäßig häufig.* Diese letztere Feststellung muß sogar als charakteristisch bezeichnet werden.

Für das Ulcus cruris postthromboticum typisch hat ferner die *schlechte Heilungstendenz und weitgehende Therapieresistenz bei der üblichen lokalen Wundbehandlung zu gelten. Dagegen läßt sich bei längerer Bettruhe bzw. Hochlagerung meist eine Verkleinerung bzw. Abheilung erzielen.* Diese Tatsache kann sogar ex juvantibus differentialdiagnostische Bedeutung haben. Die Geschwüre sind häufig schmierig belegt, können aber auch trocken und verkrustet sein. Als locus minoris resistentiae weisen sie oft sekundäre Mischinfektionen, besonders mit Staphylokokken, hämolytischen Streptokokken sowie Proteusbakterien auf.

Wie beschrieben werden die Ulzera meistens von induriertem Gewebe umgeben. GILJE (1949) nahm mit verschiedenen physikalischen Methoden genauere Messungen an den Geschwürsrändern vor und konnte folgende Befunde erheben: Regelmäßig ließ sich am kranken Bein eine leichte Temperaturerhöhung feststellen, vor allem war in der Umgebung der Wunde eine Hyperthermie nachweisbar. Mit kapillarmikroskopischer Technik fand er eine starke Dilatation und Schlängelung der Haargefäße. Histaminproben ergaben ferner eine histaminrefraktäre Zone von 3–4 cm um die Geschwüre; der Verfasser wirft die Möglichkeit einer fortlaufenden Histaminausscheidung der Wunde als Erklärung dieses Phänomens auf.

f) Allgemeine Rückwirkungen

Ein von vielen Patienten angegebenes subjektives Symptom ist das „Hineinschießen des Blutes in das kranke Bein" beim Aufstehen. Diese Erscheinung wird auch als „Versacken des Blutes" bezeichnet. Vereinzelt wird in diesem Zusammenhang weiter über „Wärmegefühl" und eine vorübergehende Hautrötung berichtet. Diese leichteren Sensationen, die vor allem bei plötzlicher orthostatischer Belastung auftreten, können sich bis zur Schmerzempfindung steigern. Allgemein wird über „*Schweregefühl*" und *rasche Ermüdbarkeit*, seltener auch über gesteigerte Kälteempfindlichkeit geklagt.

Eine zunehmende *Bewegungseinschränkung der Gliedmaßen* als Folge der postthrombotischen Kreislaufstörungen wird u. a. von PRATT (1951) erwähnt, und das gehäufte Vorkommen von *arthrotischen Veränderungen* wird besonders von DE BOURGUESDON (1951) hervorgehoben. Nach diesen Verfassern dürfte der venösen Stase eine Bedeutung als pathogenetischer Faktor für die Kniegelenksarthrosis zukommen.

Wie zu erwarten ist, können diese chronischen Kreislaufstörungen mit ihrem Versacken großer venöser Blutmengen in der Peripherie auf die Dauer nicht ohne ernste Rückwirkungen auf das Herz bleiben. In unserem Material ist immer wieder das gehäufte Auftreten von *Herzinsuffizienz* verschiedenen Grades aufgefallen, wobei die Patienten regelmäßig angeben konnten, vor der Thrombose seitens des Herzens völlig beschwerdefrei gewesen zu sein. Leider verfügen wir nicht über verwertbare statistische Unterlagen zu diesem wichtigen, wenn auch nur indirekten postthrombotischen Folgezustand. In der Literatur wurde dieser Punkt bisher noch nicht erörtert.

Relativ oft sind *psychische Störungen*, vor allem schwere *Depressionszustände* anzutreffen, die Zahl der Suizidversuche ist überdurchschnittlich hoch [PRATT (1949)].

Abgesehen von den neurovegetativen Störungen dürfte das Gefühl der Hoffnungslosigkeit, wie sie den Patienten angesichts der Progredienz des Leidens und der immer wieder fehlschlagenden Behandlungsversuche befällt, in diesem Zusammenhang ein wesentliches Moment sein. Vom Arzt erhalten sie entweder die zwar korrekte, aber wenig tröstliche Auskunft, daß auf eine endgültige Heilung wenig Hoffnung besteht, oder die mit einem Achselzucken begleitete Antwort, daß sich der Zustand wohl mit den Jahren vielleicht von alleine bessern wird.

Wenn die Thrombose während einer Gravidität oder post partum entstanden war, ist die Angst vor weiteren Geburten erklärlich. Nach PRATT (1949) stellt man in diesen Fällen gelegentlich sogar eine Abneigung gegen das betreffende Kind fest, ein Gefühl, das sich sogar zu Haß steigern kann.

2. Differentialdiagnostische Anhaltspunkte

Wir fassen in diesem Abschnitt einige differentialdiagnostische Bemerkungen zusammen, wie sie z. T. bei der Erörterung der einzelnen Symptome am Rande erwähnt wurden.

Die Schmerzen sind im allgemeinen zu uncharakteristisch, um für sich allein sichere und bindende Schlüsse zu erlauben ähnliche Beschwerden können z. B. auch bei statisch bedingten Störungen angegeben werden. Dasselbe gilt für die schnelle Ermüdbarkeit und das Schweregefühl. Ein für das postthrombotische Syndrom wichtiger Hinweis ergibt sich allerdings aus dem meist sofortigen *Nachlassen der Beschwerden beim Hochlagern des Beines*. Dies gilt vor allem auch für die Ödeme, obwohl ein Rückgang der *Schwellungen* in Horizontallage ebenfalls bei rein cardial bedingten Ödemen pathognomonisch ist. Allerdings liegt *bei Herzdekompensation eine ausgesprochen bilaterale Form vor, während die valvulär bedingten Ödeme meist unilateral* auftreten, oder zumindest eine Seite (häufig das linke Bein) bevorzugen. *Für eine chronische, postthrombotische Kreislaufstörung spricht das Vorhandensein von Indurationen.*

Während die primären (idiopathischen) Varizen hauptsächlich einzelne Venenstämme (V. saphena magna, V. saphena parva) befallen und als hochgradige ektatische Erweiterungen in Erscheinung treten, sind *die postthrombotischen Phlebektasien meist kleinkalibriger und finden sich mehr am ganzen Unterschenkel verteilt. Auch verursachen die primären Varizen verhältnismäßig geringe Beschwerden, in ausgesprochenem Gegensatz zu den postthrombotischen.*

Nur in einem Teil der Fälle mit postthrombotischen Ulzera findet man gleichzeitig subkutane Varizen. Dagegen liegt in der Mehrzahl der rein varikösen Geschwüre eine Klappeninsuffizienz der V. saphena vor, wie dies an Hand des TRENDELENBURGschen Füllungsversuches gezeigt werden kann [STÜRUP (1950)].

Während die *varikösen Ulzera im wesentlichen auf das Gebiet um die Malleolen*, vor allem über dem inneren Knöchel, lokalisiert sind, finden sich die *postthrombotischen Ulzerationen über den ganzen Unterschenkel verteilt.*

Übersichtshalber haben wir die wichtigsten Formen der Ulzera cruris tabellarisch zusammengestellt, um einen Hinweis auf die vielfältigen differentialdiagnostischen Möglichkeiten, die sich gerade hier bieten, zu geben.

Weitaus am häufigsten ist dabei Gruppe I vertreten, die unter II aufgeführten Möglichkeiten müssen als relativ seltenere Sonderformen bezeichnet werden. Hier steht zudem meist diagnostisch wegweisend die Grundkrankheit im Vordergrund. Welchen Anteil die postthrombotischen Ulzera an der Gruppe der varikösen Kreislaufstörungen nehmen, ist zahlenmäßig bzw. prozentual nicht endgültig festgelegt. Sicher sind sie jedenfalls außerordentlich verbreitet, allem Anschein nach etwa gleich häufig vertreten, wie die rein varikösen Ulzera. Auch dieser Punkt sollte bei den differentialdiagnostischen Erwägungen Berücksichtigung finden.

Den wichtigsten Anhalt liefert naturgemäß die *Anamnese.* Hier ist die *progrediente Natur der postthrombotischen Folgezustände,* bzw. die mehr oder weniger ausgeprägte „*Latenzzeit*" von der akuten Thrombose bis zur vollen Entwicklung der Symptome im Auge zu behalten. Wenn die Patienten auf Befragen oft spontan angeben können, eine Venenentzündung oder Thrombose gehabt zu haben, sind sie sich nicht immer über die Art und Diagnose ihrer damaligen Erkrankung im klaren. Wenn man bei der anamnestischen Exploration sorgfältig vorgeht, erfährt man aber häufig von Beinschwellungen usw., die eine vielwöchige Bettruhe zur Folge hatten. Besonders nach vorangehenden Traumen an dem betreffenden Bein empfiehlt es sich, eingehender nach Zeichen einer damaligen thrombotischen Beteiligung zu suchen, die vielleicht zu jener Zeit übersehen wurde, retrospektiv aber, bei Vorliegen der typischen Symptome, an Wahrscheinlichkeit gewinnt.

Eine endgültige differentialdiagnostische Klärung ist dann durch die *phlebographische Funktionsdiagnose,* wie sie in Kapitel IV eingehend beschrieben wird, herbeizuführen. Auch der PERTHESsche Füllungsversuch kann ergänzende Anhaltspunkte liefern.

Ätiologische Einteilung der häufigsten Formen von
ULCERA CRURIS

I

Venöse Kreislaufstörungen:

a) Idiopathische Varikosis (Endophlebitis?

kongenitale Asthenie?)

b) Postthrombotischer Typ

II

a) Arterielle Kreislaufstörungen:

1. Arteriosklerose
2. Morbus Bürger-Winniwater
3. Thrombose, Embolie

b) Neurotrophische Störungen:

1. Tabes dorsalis
2. Verletzung peripherer Nerven
3. Beri-Beri

c) Infektionen:

1. Tuberkulose
2. Lues
3. Lepra

d) Zerfallende Hautkarzinome und Sarkome

e) Verschiedene Ursachen:

1. Allgemein schlechte Heilungstendenz bei Anämie, Hypothyreose, Leukämie, Unterernährung usw.
2. Ekzeme, Idiosynkrasie

3. Kasuistische Beispiele

Fall 1

Es handelt sich um einen 21jährigen, kräftig gebauten und sonst kerngesunden Autoschlosser. In der Familienanamnese liegen keine Besonderheiten vor, auch ist der Patient, abgesehen von den üblichen Kinderkrankheiten, immer gesund gewesen. – 1948 trat im Anschluß an eine relativ geringfügige Sportverletzung (Kontusion) eine typische *doppelseitige Beinvenenthrombose* auf. Während seines 3monatigen Krankenhausaufenthaltes sei er *mit Umschlägen, Salben und Blutegeln behandelt* worden. In den ersten Wochen nach der Entlassung hatte er zunächst, bis auf Schweregefühl, leichte Schwellungen, vor allem abends, und „Ziehen", keine nennenswerten Beschwerden. Allerdings hat er sich in dieser Zeit beruflich schonen können. Nach einigen Monaten wurden die Schwellungen an beiden Beinen stärker, auch traten vor allem beim Stehen erhebliche

Schmerzen auf. Die Beschwerden verschlimmerten sich in den folgenden Monaten immer mehr, an den stark geschwollenen Beinen traten Geschwüre auf,
die trotz Salbenbehandlung sich immer mehr vergrößerten. 1 Jahr nach Abklingen der Thrombose war der Patient wegen seiner jetzt fast unerträglichen
Beschwerden nicht mehr in der Lage, seinen Beruf auszuüben und ist für die
nächsten Jahre teilweise bettlägerig. Im Bett bilden sich die Schwellungen
zurück und weisen morgens einen normalen Umfang auf. Hydrotherapeutische
Maßnahmen sowie das Tragen von Zinkleimverbänden und Gummistrümpfen
haben ihm eine gewisse Linderung verschafft, aber keine so entscheidende Besserung, daß er wieder ins Berufsleben eintreten konnte. – 1951, 3 Jahre nach der
Thrombose, wird der Patient stationär aufgenommen. Das nachstehende Bild
(Abb. 9) ist nach mehrtägiger Bettruhe angefertigt worden.

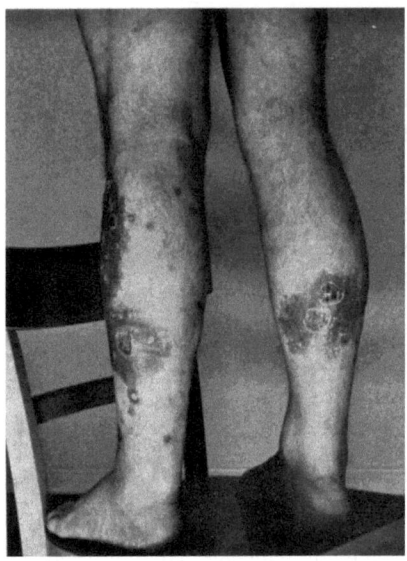

Abb. 9

Befund: Die unteren Extremitäten erscheinen insgesamt stark verdickt, die
Achillessehnengruben sind bds. verstrichen. Die Haut zeigt eine leicht livide Ver-
färbung und ist etwas marmoriert. Im unteren Drittel finden sich medial und
lateral über handtellergroße Pigmentflächen. Varizen liegen nicht vor. Hauptsächlich an den beiden Unterschenkeln, aber vereinzelt auch an den Ober-
schenkeln, lassen sich multiple, flache bis markstückgroße Ulzerationen feststellen. Auch bei Bettruhe klagt Patient über zeitweise ziehende bis krampf-
artige Schmerzen in den Beinen, die sich schon nach wenigen Minuten Stehens
bis zur Unerträglichkeit verstärken.

Epikrise: Bei diesem 21 jährigen Autoschlosser traten etwa 1 Jahr
nach einer symptomatisch behandelten, beiderseitigen Beinvenenthrombose
die typischen Symptome schwerster postthrombotischer Kreislaufinsuffizienz auf: Schmerzen, Schwellungen, Pigmentationen und multiple Ulcera
cruris. Dagegen sind Varizen nicht vorhanden. Die vor allem beim Stehen
ausgeprägten Beschwerden zwingen zur Bettlägerigkeit und lassen bei dem
sonst gesunden Patienten dauernde Arbeitsunfähigkeit befürchten.

Fall 2

Eine 20jährige Textilarbeiterin wird wegen rezidivierender Geschwüre an der medialen und lateralen Seite des linken Unterschenkels, sowie Schwellungen, quälenden Juckreizes und ziehender Schmerzen, die vor allem beim Stehen auftreten, eingewiesen (vgl. Abb. 10). Morgens nach der Bettruhe sind die Beschwerden weniger ausgeprägt, verstärken sich aber außer Bett und gegen Abend immer mehr.

Befund: Der linke Unterschenkel ist im Vergleich zu rechts um 4 cm verdickt (Wadenumfang). Im unteren Drittel befinden sich lateral und medial in stark pigmentierten und ekzematös veränderten Hautbezirken 4–5 Ulzera, offenbar teils im Abheilen, teils frisch aufgebrochen. Krampfadern liegen auch hier nicht vor. Die Haut ist am Unterschenkel gespannt, das Subkutangewebe erscheint in der unteren Hälfte induriert. Der *rechte* Unterschenkel weist völlig normale Verhältnisse auf.

Auf direktes Befragen kann die Patientin keine Thrombose in der Anamnese anführen. Sie kann sich jedoch daran erinnern, daß sie mit 13 Jahren nach einer Stacheldrahtverletzung am linken Fußrücken viele Wochen wegen Anschwellens des ganzen linken Beines im Bett bleiben mußte. Sie wurde damals mit Umschlägen behandelt. Im Anschluß hieran sei das Bein „nie ganz in Ord-

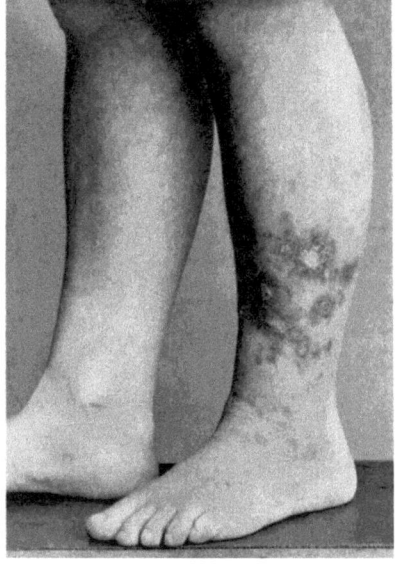

Abb. 10

nung gewesen", aber erst seit 3–4 Jahren sind die Beschwerden so stark geworden, daß sie sich in ärztliche Behandlung begeben mußte und in ihrer Arbeit stark behindert sei.

Epikrise: Charakteristisch für diesen Fall ist die lange Latenzzeit von mehreren Jahren bis zur vollen Entwicklung der Symptome, die hier erst beim Eintritt in das Berufsleben mit seiner erhöhten Beanspruchung hervortreten. Wie es häufig der Fall ist, kann auch diese Patientin bei der anamnestischen Befragung nicht spontan eine durchgemachte „Thrombose" oder „Venenentzündung" angeben. Mit gewisser Wahrscheinlichkeit war schon aus der Schilderung der Patientin anzunehmen, daß sich im Anschluß an die Verletzung tatsächlich eine tiefe Beinvenenthrombose entwickelte. Die Richtigkeit dieser Vermutung konnte übrigens auch phlebographisch erhärtet werden.

Fall 3

Die jetzt 40jährige Hausfrau machte vor 14 Jahren im Wochenbett eine *linksseitige Thrombose* durch. Das ganze Bein sei damals geschwollen und schmerzhaft gewesen. Unter- und Oberschenkel wurden mit einer Binde gewickelt, und sie mußte aufstehen und auch im Bett Übungen machen. Sie habe später immer im linken Bein starke Beschwerden gehabt, mußte sich viel schonen und das Bein immer wieder hochlegen. Im Haushalt benötige sie seitdem Hilfe und kann, vor

allem in den letzten Jahren, praktisch nur vormittags in der Küche leichte
Arbeiten verrichten. Im Laufe des Tages wird das Bein immer „schwerer". Seit
etwa 10 Jahren besteht ein Geschwür an der Innenseite des linken Unterschenkels, das trotz laufender ärztlicher Behandlung nie zum Abheilen gekommen sei
(vgl. Abb. 11). Nur wenn sie für längere Zeit im Bett bleiben kann, was alle paar
Monate wegen „Venenentzündung" der Fall ist, verkleinert sich auch das Geschwür. In den letzten 3 Jahren ist sie auch in Behandlung wegen Herzbeschwerden. Das rechte Bein wird als gesund angegeben.

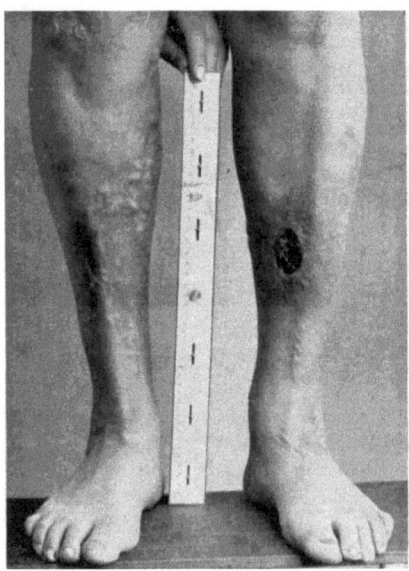

Abb. 11

Befund: Bei der Klinikaufnahme war der linke Unterschenkel vor allem im
unteren Drittel geschwollen, die Haut gespannt und an der Innenseite des
Unterschenkels pigmentiert. Während der re. Unterschenkel stark geschlängelte,
über bleistiftdicke Krampfadern aufwies, waren Varizen links nur angedeutet
vorhanden. Dagegen lag hier medial ein etwa fünfmarkstückgroßes, scharf-
randiges Geschwür mit schmierig belegtem Grund vor.

Epikrise: Es liegt hier der häufig vorkommende Fall eines postthrombotischen Ulcus cruris mehrere Jahre nach akuter Thrombose im Wochenbett
vor. Die Latenzzeit betrug 4 Jahre. Bemerkenswert erscheint die Tatsache,
daß das Ulcus cruris nicht an dem von Krampfadern befallenen rechten,
sondern am linken Bein, praktisch ohne Varizenbildung, entstanden ist.
Es handelt sich also keinesfalls um ein variköses Geschwür, sondern um
ein echtes Ulcus cruris postthromboticum.

Fall 4

Es handelt sich um einen 34jährigen Patienten, der an der Front eine Fraktur
des linken Unterschenkels erlitt. Wegen starken Anschwellens des Beines mußte
der Gipsverband mehrfach gewechselt werden, auch hatte er hohe Temperaturen.
Der Knochenbruch heilte in etwa der üblichen Zeit ab, auch konnte er bald wie-

der einigermaßen gehen. Allerdings blieb eine Schwellung am Unterschenkel zurück, die sich im Laufe des Tages immer verstärkte. In der Folgezeit machte ihm das linke Bein immer mehr Beschwerden, es ermüdete schon nach kurzem Gehen und Stehen. Etwa 3 Jahre nach der Verletzung bildete sich ohne äußeren Anlaß eine wunde Stelle oberhalb des inneren Knöchels. Hieraus entwickelte sich ein ständig wachsendes Geschwür, das trotz aller Maßnahmen, einschließlich Operationen (Zirkumzision, Thierschung), nie zum Abheilen kam (vgl. Abb. 12). Seitdem macht ihm das Gehen große Mühe, schon nach kürzeren Strecken muß er sich ausruhen und das Bein hochlagern.

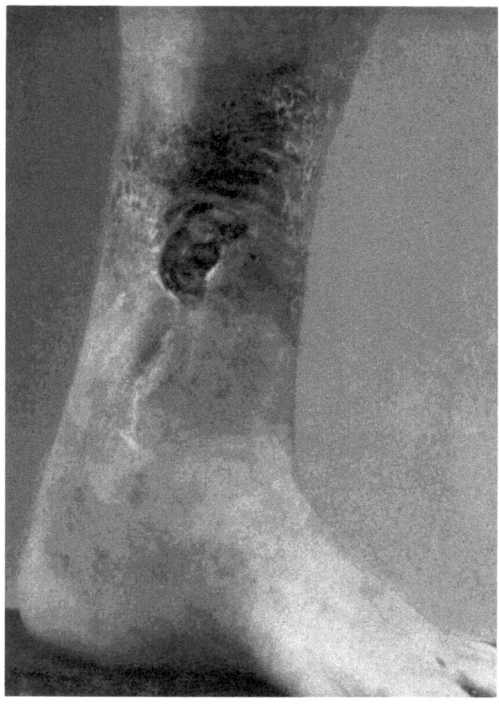

Abb. 12

Der naheliegende Verdacht, daß es sich nach Art des Verlaufes und klinischen Bildes hier um Folgezustände einer im Gipsverband entstandenen, aber wohl nicht beachteten oder diagnostizierten Thrombose gehandelt hat, konnte auch in diesem Falle phlebographisch verifiziert werden.

Epikrise: Im Anschluß an eine Kriegsverletzung (Unterschenkelfraktur) trat bei diesem 36jährigen Patienten eine mit zunehmenden Schmerzen einhergehende Schwellung am linken Unterschenkel auf. Gegen die Deutung dieses Zustandes als Ausdruck einer SUDECKschen Atrophie spricht zunächst die Progredienz, vor allem auch das offenbar symptomarme Intervall in den ersten Monaten nach der Frakturheilung. Eine endgültige Klärung im Sinne der postthrombotischen Klappeninsuffizienz konnte mit der Phlebographie herbeigeführt werden.

4*

Fall 5

Der jetzt 64 jährige Patient wurde 1938 wegen Pneumonie stationär aufgenommen. Nach 1 Woche verspürte er Ziehen und Spannen in der *linken* Wade. Trotz Einreibens mit Franzbranntwein schwoll 2 Tage später das ganze Bein stark an, er bekam Fieber und hatte starke Schmerzen. Trotz Behandlung mit Verbänden (Zinkleimverband am Unterschenkel, Blutegeln usw.) verschlimmerte sich der Zustand in den nächsten Tagen immer mehr, die Schwellung griff auf das Skrotum und die linke Hüfte bis zum Nabel über. Nach Ruhigstellung und Hochlagerung auf Schiene, Alkoholumschlägen usw. wurden die Schmerzen erträg-

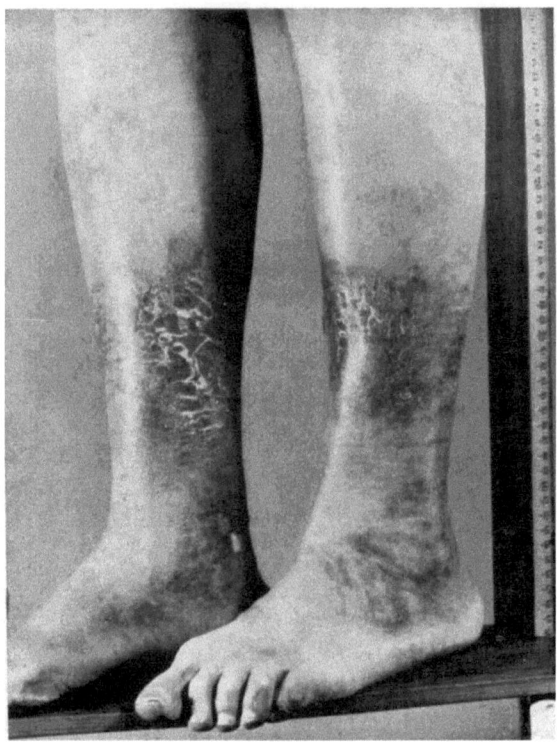

Abb. 13

licher, die Schwellung bildete sich langsam zurück. Nach 7 Wochen stellte sich wieder eine Verschlimmerung ein; diesmal wurde hauptsächlich das *rechte* Bein, das nun ebenfalls bis zur Leiste dick geschwollen war, betroffen. Nach 13 Wochen konnte der Patient aufstehen und erst nach mehrmonatiger Nachbehandlung mit Massage, Übungen, Verbänden usw. einigermaßen, wenn auch nur kürzere Strecken, gehen. Ganz schwollen die Beine nie mehr ab, vor allem waren sie abends ganz dick und schmerzhaft. – Etwa ½ Jahr nach Klinikentlassung trat an den Innenseiten der beiden Unterschenkel ein heftiger Juckreiz auf, die Haut entzündete sich. Behandlung in einer dermatologischen Klinik ohne Dauererfolg. Die sehr empfindliche Haut brach nach Kratzen an mehreren Stellen immer wieder auf, heilte aber jeweils nach Bettruhe zu. Trotz zunehmender Verschlimmerung seines Zustandes – die Schwellungen nahmen zu, an den Unterschenkeln, vor allem links, bildeten sich in den ekzematösen Bezirken immer wieder offene Stellen – hat der Patient als Hausmeister über den Krieg seinen Dienst versehen. Er mußte dann wegen seiner beschränkten Arbeitsfähigkeit vorzeitig pensioniert werden.

Epikrise: Es handelt sich um einen 64jährigen Patienten, der 1938 eine doppelseitige Beinvenenthrombose durchmachte und nach mehrmonatiger Krankenhausbehandlung entlassen wurde. Die Ödeme an beiden Extremitäten bildeten sich nie ganz zurück, vor allem abends waren sie besonders ausgeprägt. Nach einem halben Jahr verschlimmerten sich die Beschwerden immer mehr, es trat ein hartnäckiges Ekzem an der Innenseite des Unterschenkels bds. auf, das trotz Salbenbehandlung sich weiter verschlimmerte. Wegen seiner Gehbehinderung mußte der Patient vorzeitig pensioniert werden.

Fall 6

Der Patient ist jetzt 23 Jahre alt. Als Kind ist er nie ernstlich krank gewesen. Mit 13 Jahren wurde er von einem Auto angefahren und mehrere Meter weit geschleift. Äußere Verletzungen entstanden nicht. Wenige Tage später mußte er jedoch wegen zunehmender Schwellung des linken Beines in eine Klinik eingeliefert werden. Es wurde damals eine bis ins Becken reichende Beinvenenthrombose links diagnostiziert. Der Patient blieb über 3 Monate in stationärer Behandlung und ist seitdem nie ganz arbeitsfähig gewesen. Bei schwereren Arbeiten bekam er sofort Schmerzen in der linken Leistengegend. Etwa 1 Jahr nach der Klinikentlassung spürte er zunehmende, geschlängelte Schwellung oberhalb der linken Leiste, die sich allmählich bis in die Achselhöhle entwickelte. Bei längerem Stehen schwelle das li. Bein vor allem der Unterschenkel an, und werde schmerzhaft.

Lokalbefund: Die Leistengegend weist sowohl rechts als vor allem links unterhalb des Leistenbandes varicös erweiterte Venen auf. Dicht über dem linken Leistenband ist ein ca. hühnereigroßer, weicher Knoten zu fühlen, über den sich die stark erweiterte und gestaute V. epigastrica superficialis nach kranial bis über die linke Hüfte zieht. Von dort zweigen kleinere, ebenfalls ektatisch veränderte Venen bis in die Mamillengegend und die vordere Achselfalte ab (vgl. Abb. 14).

Die Bewegungen im linken Hüftgelenk sind eingeschränkt und schmerzhaft. Während das rechte Bein normale Verhältnisse aufweist, bilden sich am linken Bein beim Stehen Ödeme leich-

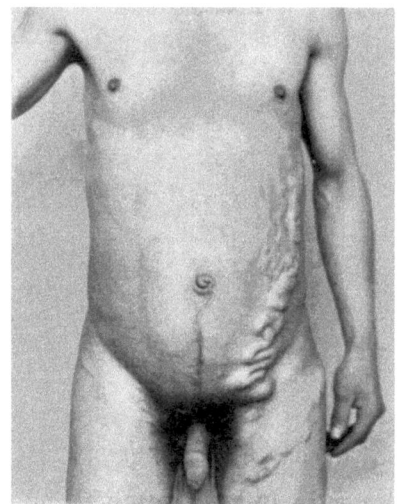

Abb. 14

teren Grades in der Knöchelgegend. An der Medialseite des Unterschenkels liegt im unteren Drittel eine gut handtellergroße Induration vor, die Haut ist hier von bräunlicher Farbe und leicht tastempfindlich.

Epikrise: Als 13jähriger Junge erlitt der jetzt 23jährige Patient einen Autounfall, in dessen Folge sich eine Beinvenenthrombose links entwickelte. Offenbar muß der thrombotische Prozeß damals bis zur Teilungsstelle der

V. cava fortgeschritten sein. Seitdem ist der Patient beschränkt arbeitsfähig. Nach etwa 1 Jahr entwickelten sich zunehmend Varizen in der linken
Leistengegend, die in der Folgezeit auf den Rumpf bis in die linke vordere
Achselfalte übergriffen. Als postthrombotische Störungen mittleren Grades
traten beim Stehen Ödeme am linken Fuß auf, auch finden sich hier Indurationen und Pigmentierung der Haut. Die Beweglichkeit im linken Hüftgelenk ist eingeschränkt.

Fall 7

Die jetzt 70jährige Patientin machte 1912 im Anschluß an eine Appendekto-
mie 'eine postoperative Venenentzündung an beiden Beinen durch. Einige Zeit
später traten Krampfadern und Geschwüre auf. 1916 wurden die Krampfadern

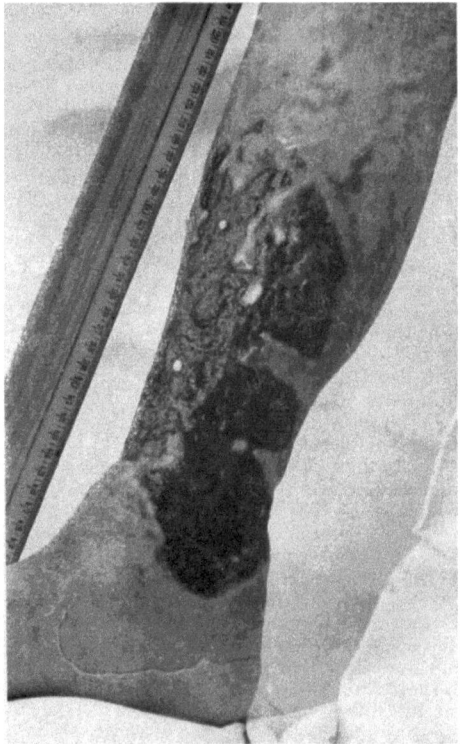

Abb. 15.

operativ abgetragen, worauf sich auch die Geschwüre zunächst besserten. Wenige
Monate später brachen die Wunden aber erneut auf und blieben nach vorüber-
gehenden Remissionen bis heute offen. „Fußleidend 'sei sie immer" gewesen,
und kann seit der damaligen Operation nur unvollständig Hausarbeiten ver-
richten. In kurzen Abständen traten in den letzten 20–30 Jahren immer wieder
Venenentzündungen auf, die zu mehrwöchiger Bettlägerigkeit zwangen.
„Lungenschläge" habe sie auch mehrfach durchgemacht, auch befielen sie öfters
Schüttelfröste und hohes Fieber.

Lokalbefund: Beide Beine sind stark geschwollen, vor allem an den Unterschenkeln ist das Subkutangewebe verhärtet und teils leicht druckempfindlich.
Die Haut ist diffus bräunlich verfärbt und stellenweise zyanotisch. Phlebektasien mittleren Grades finden sich vor allem rechts im oberen Unterschenkeldrittel. Am linken Unterschenkel besteht über dem inneren Knöchel ein gut
handtellergroßes, schmierig belegtes Geschwür. Am rechten Bein findet sich ein
ausgedehntes, zirkuläres Ulkus, das fast über die ganze Unterschenkelhälfte aus-
gedehnt ist. Bei leichter Berührung treten Blutungen auf.

Epikrise: Seit einer beiderseitigen postoperativen Beinvenenthrombose
1912 ist die jetzt 70 jährige Patientin praktisch ununterbrochen beinleidend.
Die etwa 1 Jahr später aufgetretenen Krampfadern wurden operativ ent-
fernt. Daraufhin trat zwar eine vorübergehende Besserung ein, die Beschwerden verstärkten sich in den folgenden Jahren jedoch weiter, und die Patientin ist seit langer Zeit arbeitsunfähig. Vor allem am rechten Bein nahm
das Geschwür ungewöhnliche Ausmaße an.

Fall 8

Nach einer Cholecystektomie im Jahre 1934 entstand eine Venenentzündung
im rechten Bein. Seit 1935/36 Krampfadern am rechten Unterschenkel, das ganze
Bein sei seit der Operation
nicht mehr „in Ordnung",
es sei dauernd geschwollen
und sie habe viel mit Be-
schwerden im rechten Knie
zu tun. Die Haut ist an
der Innenfläche des Unterschenkels sehr empfindlich,
und sie sei öfter auf „Ekzem" behandelt worden.
Manchmal bildet sich hier
eine nässende Fläche, die
stark juckt und gelegentlich
aufbricht. Die Hausarbeit
kann sie seit vielen Jahren
nicht mehr allein verrichten, da sie immer wieder
„abliegen" muß. Das rechte
Bein sei schon nach kurzem
Stehen schmerzhaft und
müsse immer gewickelt
werden. Trotzdem könne sie
nie weit gehen.
Lokalbefund: Der ganze
rechte Unterschenkel ist
geschwollen und weist im
unteren Drittel eine zirkuläre Induration auf. Die
Haut ist hier dunkelbraun
pigmentiert und an den
zentralen Partien empfindlich. Auch liegt hier eine
etwa pfennigstückgroße,
serös nässende Wunde vor.
Das linke Bein ist o. B.

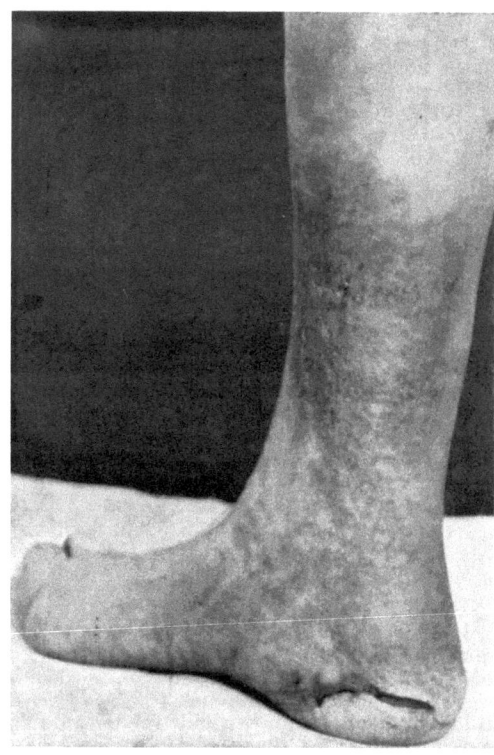

Abb. 16.

Epikrise: Nach einer Cholezystektomie mit anschließender Thrombose im rechten Bein leidet die jetzt 65jährige Frau seit 20 Jahren an chronischer Schwellung und Schmerzen. Rezidivierend treten ekzematöse Hautveränderungen an der Medialseite des unteren Unterschenkeldrittels auf, die therapeutisch schwer beeinflußbar sind. Trotz Wickelverbänden kann die Patientin kaum längere Strecken gehen und ist seit vielen Jahren unfähig, auch leichtere Hausarbeiten im Stehen zu verrichten.

Fall 9

1944 mit 32 Jahren Kriegsverwundung durch Granatsplitter am rechten Oberschenkel. Nach im Reservelazarett vorgenommener Splitterentfernung schwoll wenige Tage später das ganze *linke* Bein an und wurde mehrere Wochen mit Umschlägen behandelt. Kurze Zeit darauf Entlassung aus dem Wehrdienst wegen dauernder Beschwerden am linken Bein, die das Gehen längerer Strecken unmöglich machten. Wenig später Krankenhausaufnahme wegen zunehmender Schwellung des linken Beines und verstärkter Beschwerden. Nach mehrwöchiger Krankenhausbehandlung auf „Venenentzündung" nahm der Patient vorübergehend seine Arbeit als Tapezierer wieder auf, mußte sich jedoch bald wieder krank schreiben lassen, vor allem wegen „dauernder Schmerzen im linken Fußgelenk". Seitdem dauernd arbeitsunfähig und wiederholt in stationärer und ambulanter Behandlung in Krankenhäusern und bei mehreren Ärzten. Er sei immer wieder gründlich untersucht worden, wobei verschiedene Diagnosen gestellt worden wären. Der Patient gibt an, an „Kreislaufstörungen" zu leiden und ist Rentenempfänger.

Lokalbefund: Bei dem sonst völlig gesunden 40jährigen Patienten liegt eine teils indurierte, teils ödematöse Schwellung am linken Unterschenkel vor. Diffuse Phlebektasien leichteren Grades finden sich vor allem in der Wadengegend; auch ist die Haut hier über größere Partien pigmentiert, ebenso finden sich verfärbte Hautbezirke im distalen Unterschenkeldrittel, vorwiegend medial. Der Wadenumfang ist gegenüber rechts um 4 cm stärker.

Epikrise: Nach einer Splitterentfernung am rechten Oberschenkel trat bei dem 32jährigen am linken Bein eine tiefe Beinvenenthrombose auf. Wegen Gehunfähigkeit erfolgte Entlassung aus dem Kriegsdienst. Nach versuchsweiser Arbeitsaufnahme verstärkten sich die Beschwerden weiter und zwangen zu wiederholtem Krankenhausaufenthalt. Der Patient ist arbeitsunfähig und Rentenempfänger.

Fall 10

Bei diesem 41jährigen Patienten trat 1940 während einer Rippenfellentzündung eine Venenentzündung am rechten Bein auf, die den Krankenhausaufenthalt um mehrere Monate verlängerte. Seitdem habe er immer Beschwerden, weswegen er auch vom Kriegsdienst befreit war. In seinem Beruf als selbständiger Kaufmann kann er nur sitzend arbeiten, und trotzdem habe er dauernd Schmerzen im Bein. 1950 brach zum erstenmal ein Geschwür oberhalb des inneren Knöchels auf, das nach 3wöchigen Liegekuren zunächst abheilte. Nach einem halben Jahr brach die Wunde an der alten Stelle wieder auf und ist seitdem trotz dauernder Behandlung nicht kleiner geworden. Seit etwa 1½ Jahren bildeten sich neue Geschwüre weiter oben am Unterschenkel. Auch im Sitzen steigern sich die Schmerzen im rechten Bein so sehr, daß er immer wieder das Bein hochlagern muß. Bald danach tritt meist Erleichterung ein. In den letzten Monaten ist er in Behandlung wegen Herzbeschwerden.

Lokalbefund: Flächenförmige Indurationen fast über dem ganzen rechten Unterschenkel, vor allem medial und ventral. Oberflächliche Krampfadern sind nicht vorhanden, vereinzelt sieht man im oberen Drittel des Unterschenkels Phlebektasien. Die Haut ist livide verfärbt, beim Herunterhängen des Beines tritt eine leichte, diffuse Rötung auf. An der Vorderseite des Unterschenkels finden sich 3 über fünfmarkstückgroße, kraterförmige Geschwüre mit derben Rändern. Der Geschwürsgrund ist schmierig und schlecht durchblutet. Die Beweglichkeit im rechten Fußgelenk ist gegenüber links um etwa ²/₃ eingeschränkt und bei Überdehnung schmerzhaft. Das linke Bein zeigt keine Besonderheiten.

Epikrise: Bei einer stationär behandelten Patientin trat eine Beinvenenthrombose rechts auf. Seitdem hat die damals 41jährige starke Beschwerden beim Stehen und Gehen. Nach etwa 10 Jahren brachen Geschwüre auf, die völlig therapieresistent blieben.

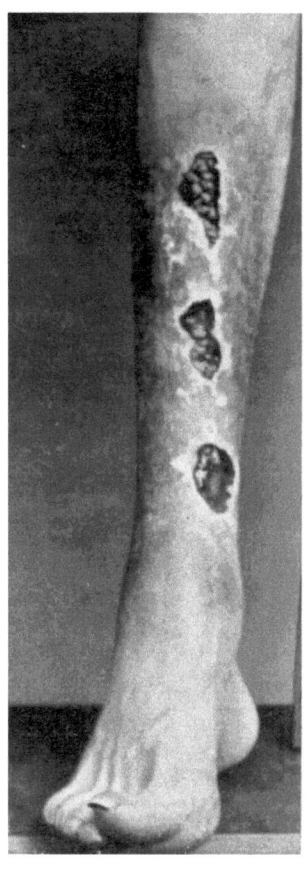

Abb. 17

Literatur

ALLEN, E. V., W. N. BARKER und E. A. HINES, Peripheral Vascular Diseases (Philadelphia-London 1946). – ARNOZON, X., J. méd. Bordeaux 11, 585 (1881). – BAUER, G., Acta chir. Scand. 61, 75 (1940). – BAUER, G., Acta chir. Scand. 74, 115 (1942). – BIRGER, J., Acta chir. Scand. 129 (1947). – DE BOURGUESTON, Rev. Rhum. 18, 520 (1951). – CORMIER, M., Des syphilides ulcéreuses simulant l'ulcère variqueux (Paris 1897). – DABASSE, E., Contribution à l'étude des ulcères d'origine phlébitique (Paris 1900). – DE TAKATS, G. und F. FOWLER, Surgery 17, 153 (1945). – DE TAKATS, G. und G. W. GRAUPNER, Surgery 29, 342 (1951). – DUCUING, J., Phlébites, Thromboses et Embolies post-operatoires (Paris 1929). – FOURNIER, A., Soc. franc. de dermat. 10, Nr. 3 (1892). – FOURNIER, A., Klinik 15, Nr. 10 (1896). – GASTOU, M., Ann. dermat. syph. 8, 190 (1897). – GILJE, O., Acta dermat. venereol. 22, 328 (1949). – HANNEQUIN, H., Arch. gén. méd. 1, 1217 (1903). – HANSEN, S., Dansk medicinsk Selskab 6, Nr. 5 (1937). – HELLER, R. E., Surg. Gyn. Obstetr. 76, 77 (1943). – HOMANS, J., Surg. Gyn. Obstetr. 22, 143

(1916). – Homans, J., Surg. Gyn. Obstetr. 24, 300 (1917). – Homans, J., Circula-
tory Diseases of the Extremities (New York 1939). – Homans, J., Ann. Surg.
113. 932 (1941). – Homans, J., N. England J. Med. 224, 179 (1941). – Homans,
J., N. England J. Med. 235, 163, 193 (1946). – Homans, J., C. K. Drinker und
M. E. Field, Ann. Surg. 100, 812 (1934). – Larson, R. A. und F. L. Smith,
Proc. Staff. Meet. Mayo Clin. 18, 400 (1934). – Leriche, R., Presse méd. 309
(1923). – Leriche, R., J. internat. chir. 3, 585 (1938). – Linton, R. R. und
J. B. Hardy, Surgery 24, 452 (1948). – Linton, R. R. und J. K. Keeley,
Amer. Heart J. 17, 27 (1939). – Luke, J. C., Surg. Gyn. Obstetr. 70, 828 (1940). –
Luke, J. C., Surg. Gyn. Obstetr. 73, 472 (1941). – Meyer, O., Münch. med.
Wschr. 79, 551, 1834 (1932). – Naide, M., Arch. internat. méd. 80, 388 (1947). –
Ochsner, A. und M. de Bakey, J. Amer. Med. Ass. 139, 423 (1949). – Pratt,
G. H., Surgical Management of Vascular Diseases (Philadelphia 1949). – Pratt,
G. H., Amer. J. Surg. 81, 562 (1951). – Stapelmohr, S., Svenska läkartidn. 33,
962 (1936). – Stürup, H., Ulcus cruris (Kopenhagen 1950). – Stürup, H. und
I. C. Höjensgard, Acta chir. Scand. 99, 562 (1950). – Thompson, K. W.,
Yale J. Biol. 16, 665 (1944). – Trout, H. H., Arch. Surg. 18, 2281 (1929). –
Vaquez, H., Clin. méd. Charité Paris 1894, 1056. – Veal, J. R. und H. H. Hussey,
Amer. Heart J. 23, 390 (1942). – White, R. P., Brit. J. Dermat. 30, 138 (1918). –
Zimmermann, L. M. und G. De Takats, Arch. Surg. 23, 936 (1931).

V. Angiographische Diagnostik

1. Phlebographie

Wenn auch phlebographische Untersuchungen bereits Anfang der zwanziger Jahre gelegentlich ausgeführt worden sind, so muß dieser Zweig der
Angiologie – von der „Varikographie" abgesehen – noch als sehr jung bezeichnet werden. Zumindest gilt dies für seine klinische Anwendung in Zusammenhang mit den Thromboseproblemen. 1940 erschien von G. Bauer die bereits
zitierte, umfassende venographische Studie in Monographieform, worin erstmalig systematische Röntgenuntersuchungen bei Thrombosierung der unteren Extremitäten niedergelegt sind.

Zweifellos verdanken wir eine Reihe grundlegender Erkenntnisse über
Genese und Behandlung der Venenthrombosen in den letzten Jahren phlebographischen Serienuntersuchungen; andererseits beschleunigte das wachsende klinische Interesse für das Thromboembolie-Problem und die hiermit
zusammenhängenden Fragen in hohem Maße die technische Weiterentwick-
lung dieser Diagnostik.

In jüngster Zeit wurden gegen das ursprünglich geübte Verfahren zur
Beinvenendarstellung in *Horizontallage* des Patienten Bedenken laut, und
auf die verschiedenen Fehlerquellen bzw. Fehldeutungen hingewiesen. Vor
allem machten Lindblom (1941), Welch, Faxon und Mc Gahey (1942)
geltend, daß das Kontrastmittel in dieser Position über die dorsalen, oberflächlichen Blutleiter abfließen müsse und somit nicht vorhandene Obliterationen der tiefen Venen vorgetäuscht würden. Um solche Trugschlüsse
zu umgehen, empfahlen Lindblom (1941) und Löfstedt (1946) Bandagie-
rung der Extremität und Injektion am *sitzenden* Patienten. Außerdem

fordern diese Autoren eine extrem distale Kontrastmittelinjektion, möglichst in eine Vene der großen Zehe. MASSELL und ETINGER (1948), HÖJENSGARD (1949) sowie MARTIN und Mc CLEERY (1950) halten das Anlegen von *Staubinden* oberhalb des Knöchels und unterhalb des Knies während der Untersuchung für notwendig. Diese Maßnahme hat sich in verschiedenen Modifikationen, insbesondere zur Darstellung *insuffizienter Vv. communicantes*, offenbar bewährt [Dow (1951), KAINDL, LINDEMAYR und THURNHER (1952)].

Die meisten Autoren bevorzugen eine *intravenöse* Verabreichung des Kontrastmittels, aber auch das *intraspongiöse* Vorgehen wird vielfach geübt. So halten DRASNAR (1946) und JENNY (1947) diesen Weg vor allem zur unfallmedizinischen Begutachtung für empfehlenswert. In Deutschland wurde die intraspongiöse Phlebographie von WITT (1952) aufgegriffen und ihre praktische Verwendbarkeit an Hand von eindrucksvollen Bildern belegt.

Wir erwähnten schon, daß die Nichtbeachtung der speziellen hämodynamischen Bedingungen des Venennetzes an den unteren Extremitäten in früheren Untersuchungsreihen vielfach zu falschen Interpretationen führte. Vor allem war dies beim postthrombotischen Syndrom der Fall. Aus diesem Grund ist auch die Häufigkeit und Bedeutung der Rekanalisation bei thrombotischen Prozessen zunächst nicht in ihrem vollen Umfange erfaßt und erkannt worden. Wie wir heute wissen, handelte es sich bei dem 1940 von DOUGHERTY und HOMANS phlebographisch dargestellten Fall von komplett rekanalisierter Femoralvenenthrombose mit Klappendefekten keineswegs um eine Ausnahmeerscheinung.

Sowohl CEDERMARK (1946), LINDE (1946), LÖFSTEDT (194 6) als auch SERVELLE (1946) kamen zu der Feststellung, daß im Anschluß an das akute Thrombosestadium häufig kein Passagehindernis in den Venen mehr festzustellen war.

1949 erweiterte LINDE seine phlebographische Nachuntersuchung auf 155 Fälle mit einer ,,chronischen Thrombose" mehrere Monate nach Beginn der Erkrankung, und konnte bei 133 Patienten – also in etwa $^2/_3$ – röntgenologisch freie Lumina der tiefen Beinvenen feststellen. Auch BAUER (1948, 1950, 1951) hat in seinen späteren Arbeiten die Rolle der Rekanalisation für das Zustandekommen des postthrombotischen Syndroms besonders hervorgehoben. Er ging von der Vorstellung aus, daß das venöse Blut in diesen Fällen auf Grund der Klappeninsuffizienz analog des Verhältnisses im Saphenagebiet beim Stehen retrograd fließen müßte und entwickelte zur Erfassung dieser Zustände eine phlebographische Spezialtechnik: *Das Kontrastmittel wird dabei nicht distal, sondern in die V. femoralis unterhalb des Leistenbandes injiziert.* Das Fußende des Untersuchungstisches ist gesenkt, *der Patient liegt in 45° Schrägstellung.* Nach 1 Minute wird die Aufnahme geschossen.

Mit dieser *retrograden Technik* konnte BAUER (1948) bei 100 Kranken mit Varizen und Ulcera cruris folgenden Befund erheben: In 45 Fällen füllte sich die Femoralvene nur bis etwa 10 cm, wobei der Stop an einer typischen Klappenbildung au ftrat. Solche normalen Verhältnisse im Hauptstamm

fanden sich bei Kranken mit großen Varizen und positiven TRENDELEN-
BURGschen Zeichen, jedoch ohne Ödem und Ulkus. Bei den meisten der
übrigen 55 Fälle konnte man beobachten, wie das Kontrastmittel den
ganzen Stamm der V. femoralis und poplitea ausfüllte, direkt bis zur Knöchelgegend gelangte und oft in große subkutane Varixknoten floß. Offensichtlich
lagen hier pathologische Verhältnisse mit insuffizienten Klappen, die einen
ungehinderten retrograden Rückfluß gestatteten, vor. Von den 55 Patienten
dieser Gruppe zeigten 53 ein chronisches Ödem, 53 hatten gleichzeitig
Schmerzen im Bein und 48 außerdem Indurationen und Ulzera. Dieses
Syndrom schien somit eng mit der Insuffizienz der V. femoralis verbunden
und wahrscheinlich durch sie verursacht zu sein.

Diese *retrograde Phlebographie* hat viele Anhänger gefunden, die die
BAUERschen Ergebnisse wiederholt bestätigten [LUKE (1950), DE TAKATS
und GRAUPNER (1951), DE CAMP und Mitarb. (1950), LOCKHARDT-MUMMERY
und SMITHAM (1951) u. a.].

Auch wir konnten mit diesem retrograden Verfahren ähnliche Befunde
erheben. Ob die Bilder wirklich bindende Schlüsse auf den venösen Stromverlauf in diesen Fällen erlauben, halten wir allerdings für diskutabel, wird
doch das Kontrastmittel unvermeidlich mehr oder weniger unter Druck in
die Vene injiziert. Vor allem ist auch zu bedenken, daß die betreffenden
Kontrastmittel gegenüber Blut ein wesentlich größeres spezifisches Gewicht
besitzen. Wenn also die Lösung während der retrograden Phlebographie
bei steil gelagerten Patienten in klappenlosem Gefäß distalwärts fließt, kann
dies nur vorübergehend sein. Wie zu erörtern sein wird, nimmt der Blutstrom in den insuffizienten Femoralvenen, auch in statisch ungünstiger
Position, nie oder höchstens vorübergehend einen zentripetalen Verlauf.
Wohl ist die Strömungsgeschwindigkeit extrem herabgesetzt, – sogar eine
kurzfristige Stase kann eintreten, – eine Strömungsumkehr im Sinne eines
paradoxen Refluxes haben wir jedoch nicht beobachten können.

Dieser Einwand bezieht sich selbstverständlich lediglich auf die pathogenetischen Folgerungen, der diagnostische Wert des Verfahrens soll damit
keineswegs in Abrede gestellt werden. Allerdings wird diese Technik in
Fällen von degenerativen Veränderungen des distalen Klappenapparates bei
Erhaltung der oberen, proximalen Venenklappen ein irreführendes Bild
vermitteln.

Zur Technik selbst wäre noch zu erwähnen, daß die Durchführung der
perkutanen Injektion in der Leiste nach eigener Erfahrung aus anatomischen Gründen sich für eine Routineuntersuchung manchmal doch recht
umständlich gestaltet.

Auf Grund dieser Überlegung haben wir andere Möglichkeiten zur phlebographischen Erfassung der postthrombotischen Kreislaufstörungen geprüft.
Wir gingen dabei von der Vorstellung aus, daß bei diesen hämodynamisch
recht komplizierten Zuständen *nur eine als Funktionsprobe ausgebaute
Phlebographie verwertbare Auskünfte liefern kann.* Das nachstehende Verfahren wurde – mit geringfügigen Modifikationen – seit 1950 routinemäßig
angewendet, und auf der 68. Tagung der Deutschen Gesellschaft für Chirur-
gie 1951 ist erstmals über Erfahrungen hiermit berichtet worden.

2. Phlebographische Funktionsprüfung

a) Technische Durchführung

Der Patient liegt auf einem kippbaren, in 45° Schräglage (mit gesenktem Fußende) eingestellten Op.-Tisch. Er ist angehalten, die erkrankte Extremität in entspannte, lockere Lage zu bringen und sich hierbei mit dem anderen Bein gegen das Fußbrett zu stützen. Die Kassette (15:40 cm) wird fixiert, die Röhre zentriert. Als Kontrastmittel verwenden wir 30 ccm 60%iges *Perabrodil*[1]). – In welche Vene am Fußrücken injiziert wird, ist u. E. nicht entscheidend. Wir wählen ein gut tastbares Gefäß des rete venosum dorsalis pedis, möglichst distal. Man kommt praktisch immer mit subkutanem Vorgehen aus; die Venaesektio sollte bei der verschlechterten Heilungstendenz gerade dieses Patientenmaterials vermieden werden. Zur Einführung der Kanüle (etwa Nr. 12) und Kontrolle der intravasalen Lage dient eine mit Kochsalz gefüllte 2 ccm-Spritze. Beim Spritzenwechsel läuft Blut meist in rascher Tropffolge heraus. Die Spritze mit der auf Körpertemperatur vorgewärmten Kontrastlösung wird jetzt mittels eines zwischengeschalteten Metallknies angeschlossen und die Stoppuhr in Gang gesetzt. Der Sekundenzeiger soll dabei dem Untersucher sichtbar sein. Das Kontrastmittel wird nun langsam – unter gleichmäßigem Druck – während genau 2 Minuten injiziert. (Bei Verdacht auf paravenöse Injektion sofort abbrechen!) – Nach Beendigung der Injektion wird die *erste Aufnahme* geschossen und die Kassette gewechselt. Der Patient *behält nun die Schräglage weitere 4 Minuten* bei und soll in dieser Zeit aktive Muskelspannungen vermeiden. Nach Ablauf dieser 4 Minuten (also 6 Minuten nach Beginn der Injektion) wird die *zweite Aufnahme* angefertigt und hierauf erneut die Kassette gewechselt. Unmittelbar danach wird der Tisch langsam (über 30 Sekunden) in *Horizontallage* gebracht (wir halten das langsame Hochkippen für wünschenswert, weil, vor allem bei ausgesprochener Stase, ein unerwünscht plötzliches Überfluten mit Kontrastmittel eher unangenehme Nebenreaktionen hervorruft). In Horizontallage wird nun die *dritte und letzte Aufnahme* exponiert, 6 Minuten 30 Sekunden nach Beginn der Injektion.

Bis auf gelegentliche Nebenerscheinungen leichterer Art wie Kongestionen, Herzklopfen und Schweißausbrüche haben wir mit diesem Vorgehen bisher nie ernstere Komplikationen erlebt. Ein Teil der Untersuchungen wurde ambulant durchgeführt. In einigen Fällen (3–4%) traten im Anschluß an die Untersuchung leichte phlebitische Reizerscheinungen auf. Seitdem vor jeder Untersuchung Rutin intravenös [1 Ampulle Birutan (Merck) oder Rutinion (Rheinchemie)] gegeben wurde, haben wir den Eindruck, daß die erwähnten Störungen noch seltener auftraten.

---

[1]) Wir haben diese Konzentration vor allem wegen des relativ hohen spezifischen Gewichtes (1,3) vorgezogen. Für den vorliegenden Zweck schien uns diese „Belastung" eher geeignet, pathologische Veränderungen der Strömungsverhältnisse zu erfassen. Auf diese Weise hofften wir auch, die Abweichungen von der physiologischen Norm, die in absoluten Zahlen ausgedrückt weniger ausgeprägt waren, nachweisen zu können. Die noch zu erörternden Befunde haben diese Annahme gerechtfertigt.

b) Ergebnisse und praktische Beispiele

Wie im vorangehenden Absatz dargelegt, handelt es sich bei der phlebographischen Funktionsprüfung um *3 hintereinander geschossene Aufnahmen.*
Dabei werden *die beiden ersten Phlebogramme in Schräglage* (mit 45° geneigtem
Fußende des Untersuchungstisches) aufgenommen, die *3. Aufnahme erfolgt
nach Hochkippen des Tisches in Horizontallage.*

Der zeitliche Abstand zwischen den Aufnahmen wurde nach zahlreichen
Vorversuchen an Kreislaufgesunden festgelegt. Es zeigte sich hierbei, daß
das spezifisch schwere Kontrastmittel auch normalerweise verhältnismäßig
langsam abfließt. Wie bei den übrigen angiographischen Methoden fanden
wir hier ebenfalls eine beträchtliche physiologische Streuung. Um die pathologischen Zustände sicher zu erfassen, erwies es sich daher als zweckmäßig,
relativ lange Zeitintervalle zwischen den einzelnen Aufnahmen zu wählen.

An Hand der Vorversuche konnten wir feststellen, daß ein Abtransport
des Kontrastmittels *unter normalen Bedingungen* in Schräglage erst 4 Minuten
nach Beendigung – also insgesamt 6 Minuten nach Beginn – der Injektion
erfolgt. Während das erste Phlebogramm (nach 2 Minuten) hier eine komplette Gefäßdarstellung unter Bevorzugen der tiefen Venen erkennen läßt,
sieht man auf der zweiten Aufnahme nach 4 Minuten meist nur noch Spuren
der schattengebenden Lösung im proximalen Bereich. An den beiden folgenden Beispielen, jeweils in a. p. und Seitenaufnahme, geht dies deutlich
hervor (Abb. 18a und b).

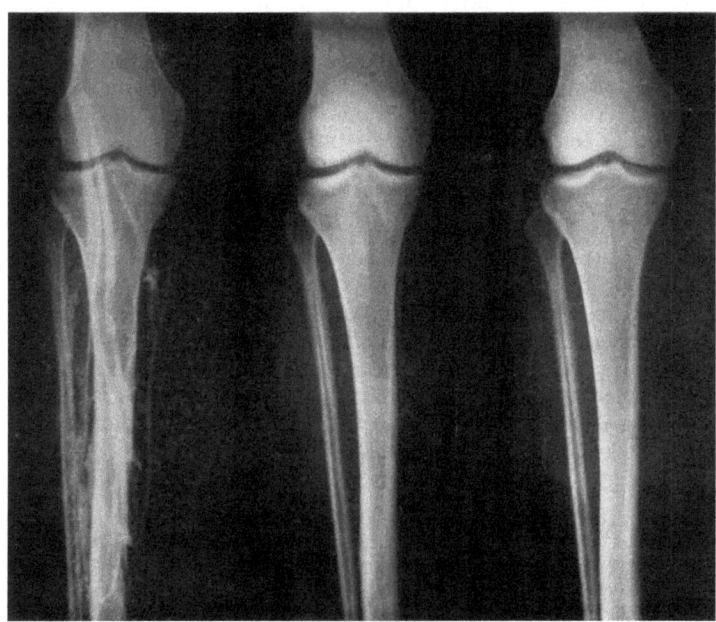

Abb. 18a (Erklärung siehe bei Abb. 18b)

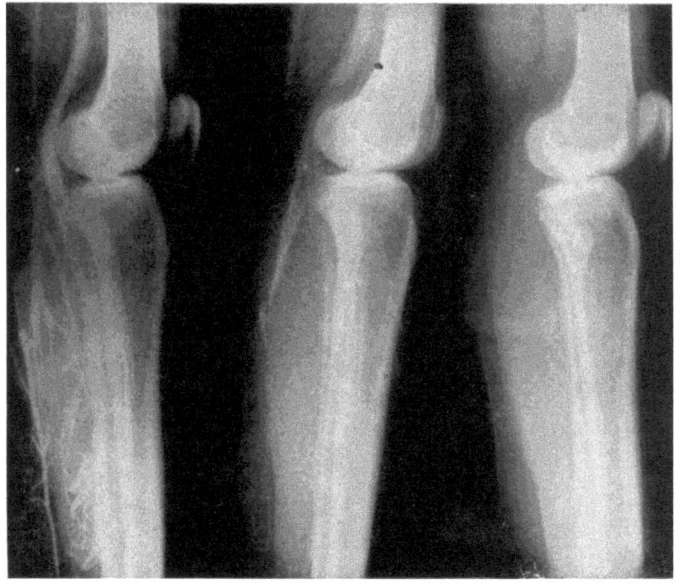

Abb. 18b

Abb. 18a und b:
Phlebographische Funktionsprüfung bei 2 *Kreislaufgesunden* mittleren Alters.
1. Aufnahme: Sofort nach Beendigung der Injektion ⎫ 45⁰ Schräglage
2. Aufnahme: 4′ nach Beendigung der Injektion ⎭ 45⁰ Schräglage
3. Aufnahme: 4′3″ nach Beendigung der Injektion   Horizontallage

Mit den folgenden Abbildungen 19a und b möchten wir das Ergebnis einer phlebographischen Funktionsprüfung bei *akuter Thrombose der V. femoralis* wiedergeben. In beiden Fällen bestand schon etwa 1 Woche eine phlegmasia alba dolens.

Als Ausdruck einer vollständigen Blockade durch den thrombotischen Prozeß ist die *fehlende Darstellung des Femoralvenenstammes* bemerkenswert. Ferner ist auf die zunächst überraschende Feststellung hinzuweisen, daß *die Abflußgeschwindigkeit nur mäßig* – wenn auch gegenüber der Norm deutlich – *herabgesetzt ist.* Jedenfalls ist der Reflux offenbar hier nicht annähernd so stark behindert, wie bei den nachstehenden Phlebogrammen bei einem Patienten mit typischem postthrombotischem Syndrom.

Wir hatten bei der methodischen Entwicklung die Erfassung der Folgen einer valvulären Insuffizienz, wie sie nach tiefer Beinvenenthrombose auftritt, vor Augen. Schon die ersten Aufnahmen von Patienten mit charakteristischen Beschwerden als Ausdruck postthrombotischer Kreislaufstörungen ließen sehr ausgeprägte und typische Abweichungen im Phlebogramm erkennen:

Als wichtigster Befund hat die Tatsache zu gelten, *daß das Kontrastmittel bei diesen Zuständen auf den ersten Aufnahmen fast ausschließlich in der*

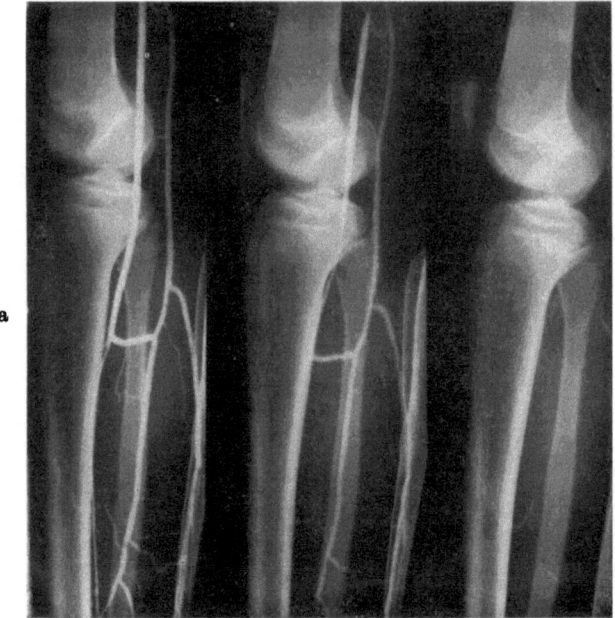

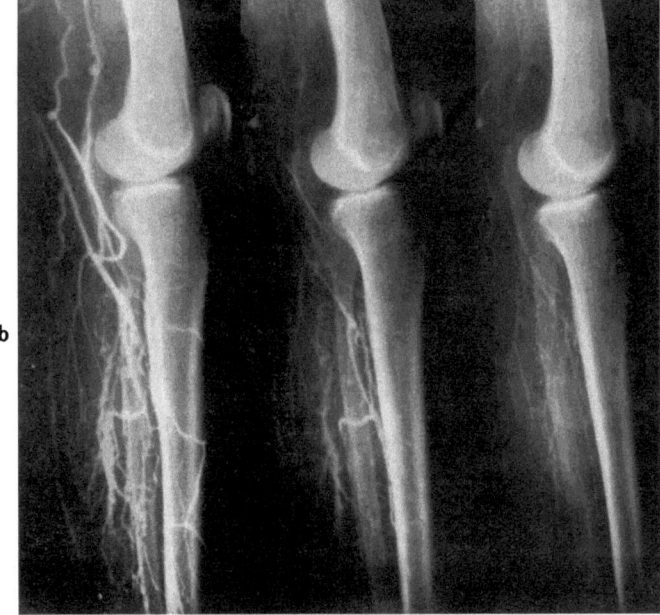

Abb. 19 a und b: Phlebographische Funktionsprüfung bei *akuter Femoralvenenthrombose*.
1. Aufnahme: Sofort nach Beendigung der Injektion   } 45⁰ Schräglage
2. Aufnahme: 4′ nach Beendigung der Injektion
3. Aufnahme: 4′30″ nach Beendigung der Injektion   Horizontallage

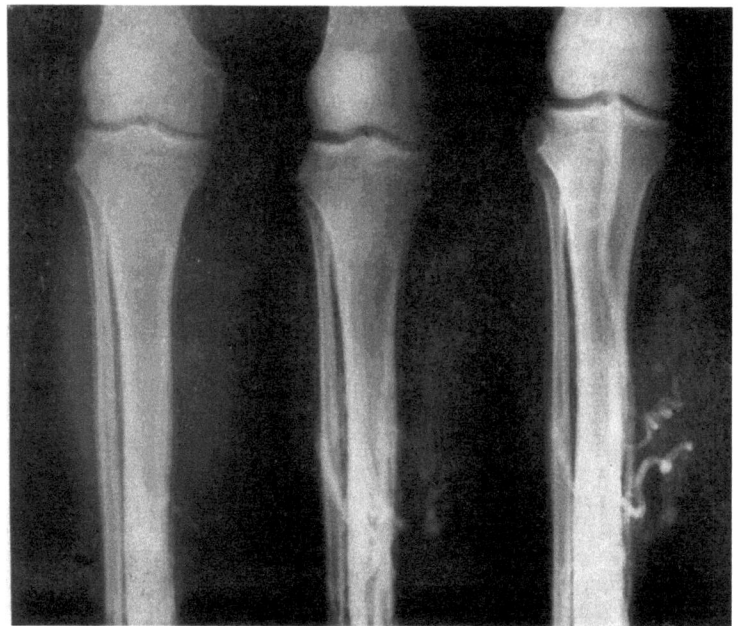

a.

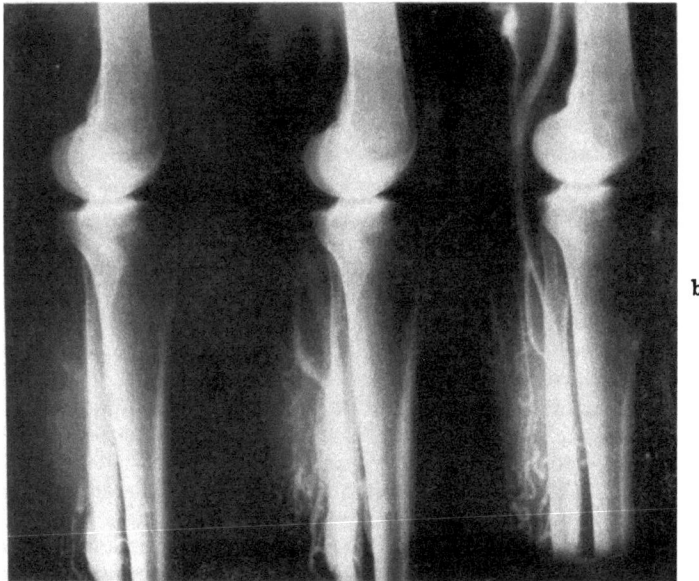

b

Abb. 20a u. b: Phlebographische Funktionsprüfung bei 2 Patienten mit *postthromboti-schem Syndrom*, jeweils 3 und 7 Jahre nach Femoralvenenthrombose.
1. Aufnahme: Sofort nach Beendigung der Injektion ⎫
2. Aufnahme: 4' nach Beendigung der Injektion   ⎬ 45° Schräglage
3. Aufnahme: 4'30'' nach Beendigung der Injektion   Horizontallage

distalen Hälfte „hängen" bleibt. Dieser Befund war insofern unerwartet, als wir sowohl bei der Obliteration als auch bei Rückflußstauung in den tiefen Venen nach Klappendegeneration mit einem Abfluß über das Saphena-gebiet und die übrigen Kollateralbahnen gerechnet hatten. Dies war aber praktisch nie der Fall. Erst bei der zweiten Aufnahme nach 4 Minuten Schräglage beginnen im allgemeinen die Gefäße sich auch im proximalen Teil zu füllen, wobei sich in der Regel die V. femoralis mehr oder weniger komplett darstellt. *Bei schweren Stauungszuständen, wie sie bei den in Abb. 20 a und b wiedergegebenen Fällen vorhanden waren, fließt das Kontrastmittel erst in Horizontallage mit normaler Geschwindigkeit ab. Dabei stellt sich mit großer Regelmäßigkeit die Femoralvene in annähernd normaler Weite dar.*

Bei diesen beiden Kranken handelt es sich *um venöse Stase nach rekanali-sierter Femoralvenenthrombose mit folgender Klappeninsuffizienz.*

Angesichts der erwähnten phlebographischen Befunde von BAUER u. a. erhebt sich die Frage, ob hier im Femoralgebiet ein zentripetaler Blutstrom vorgelegen haben könnte. Es ist vorauszuschicken, daß das verwendete, relativ schwere Kontrastmittel sicher nicht rascher als Blut gegen die Schwer-kraft abfließen kann, sondern vermutlich sogar wesentlich langsamer. Bei Betrachtung der obigen Bilder fällt aber sofort auf, daß das Kontrastmittel nach 4 Minuten Schräglage zwar nicht die V. poplitea erreicht hat, aber im Vergleich zu dem unmittelbar nach Beendigung der Injektion aufgenom-menen Phlebogramm sich doch hier – also nach weiteren 4 Minuten – lang-sam nach proximal verlagert hat. Ähnliche Befunde haben wir bei der Mehr-zahl der 232 untersuchten Fälle erhalten. Anzeichen für eine Veränderung der Stromrichtung im Sinne eines retrograden Rückflusses, selbst des spezi-fisch schweren Kontrastmittels, wurden unter diesen Bedingungen bei post-thrombotischer Kreislaufinsuffizienz jedoch nie festgestellt. *Dagegen liegt hier eine erhebliche Verlangsamung der Stromgeschwindigkeit vor, wovon sowohl die tiefen als auch die oberflächlichen Gefäße betroffen sind.*

Auffallend ist ferner der nahezu normale venöse Rückfluß in Horizontal-lage. Diese Tatsache läßt sich zwanglos mit der klinischen Erfahrung in Einklang bringen, daß die Beschwerden und Symptome in Flachlage ver-schwinden. Auch zeigen erfahrungsgemäß die Ulzera in dieser Position – unabhängig von den lokalen therapeutischen Maßnahmen – meist eine gute Heilungstendenz. Daß Rezidive beim Aufstehen jedoch unvermeidlich sind, ist auf Grund der im Phlebogramm zum Ausdruck kommenden hämodyna-mischen Situation verständlich.

Es wurde mehrfach hervorgehoben, daß wir die Hauptaufgabe dieser Funktionsprüfung weniger in der Erkennung morphologischer Gefäßverän-derungen erblickten, sondern daß wir an Hand dieser Untersuchung in erster Linie die hämodynamischen Abflußbedingungen studieren wollten. Im Gegensatz zu den Verhältnissen im arteriellen Gefäßsystem spielen feinere Strukturveränderungen der Gefäßwand im venösen Schenkel insofern eine geringere Rolle, als die Kompensationsmöglichkeit hier weit größer ist. Dessen ungeachtet haben natürlich auch die venösen Kreislaufstörungen an den unteren Extremitäten ein organisches Substrat. Wie im Kapitel VI ausführlich besprochen, spielt bei den postthrombotischen Spätschäden die

Rekanalisation und die hiermit verbundene Intima- und Klappendegeneration eine entscheidende pathogenetische Rolle. Die Bedeutung dieser Zusammenhänge lassen sich bei der Serien-Phlebographie eindrucksvoll demonstrieren: *Mit wenigen Ausnahmen kommt die V. femoralis bei der 2. oder 3. Aufnahme zur Darstellung. Während man die Venenklappen bei normalen Kreislaufverhältnissen immer deutlich erkennen kann, fehlen sie beim postthrombotischen Syndrom völlig oder stellen sich nur sehr unvollständig dar.* Auch zeigt das Gefäß oft beträchtliche Kaliberschwankungen und nicht selten einen *geschlängelten Verlauf* (Abb. 21).

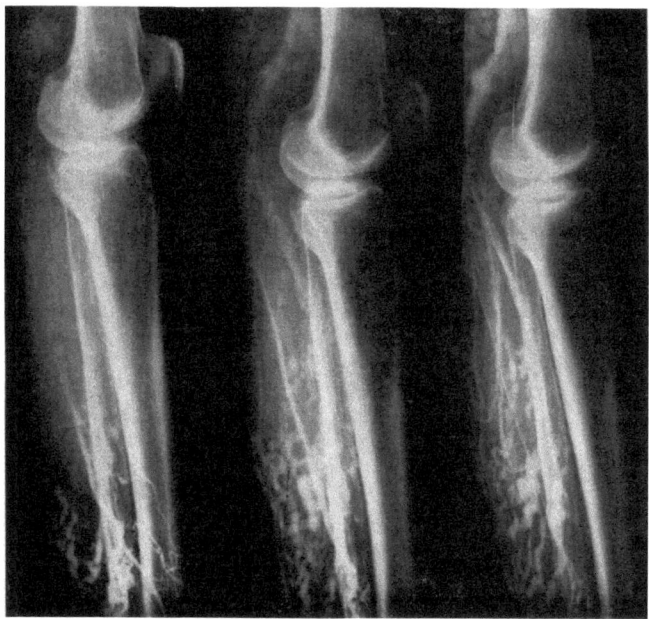

Abb. 21: Phlebographische Funktionsprüfung bei einer 62jährigen Patientin mit *postthrombotischem Syndrom.* Femoralvenenthrombose vor 12 Jahren.

1. Aufnahme: Sofort nach Beendigung der Injektion   ⎫
2. Aufnahme: 4′ nach Beendigung der Injektion   ⎬ 45⁰ Schräglage
3. Aufnahme: 4′30″ nach Beendigung der Injektion   Horizontallage

Auch bei dem in Abb. 22 wiedergegebenen Beispiel treten morphologische Gefäßveränderungen hervor. Teils erscheint die V. poplitea dilatiert, teils verengt. In Höhe des Fibulaköpfchens zeichnen sich Reste einer offenbar nicht funktionstüchtigen Venenklappe ab. Von hier ab ist das Gefäß extrem erweitert.

Im Vergleich zu den postthrombotischen Bildern sind die Ergebnisse beim *primären varikösen Symptomenkomplex* weniger eindrucksvoll (Abb. 23).

Im Verhältnis zu den Befunden bei den Folgezuständen nach Thrombose ist bei diesem typischen Fall die Abflußstörung weniger ausgeprägt. Auch stellt sich der Klappenapparat der tiefen Venen normal dar. Bemerkenswert

ist hier lediglich die allgemeine starke Schlängelung der Unterschenkel-
gefäße, in denen das Kontrastmittel – als Ausdruck einer örtlichen Stase –
zurückgehalten wird.

*Wir haben auf die beschriebene Weise insgesamt 232 Patienten mit den
typischen klinischen Symptomen 4 Wochen bis 17 Jahre nach der akuten Thrombose phlebographisch untersucht. Dabei konnten wir bei 198 (84 %) entsprechende
Befunde, wie in den obigen Beispielen, erheben.* In den übrigen Fällen, meist
waren die Symptome hier leichterer Natur, unterschieden sich die Phlebo-

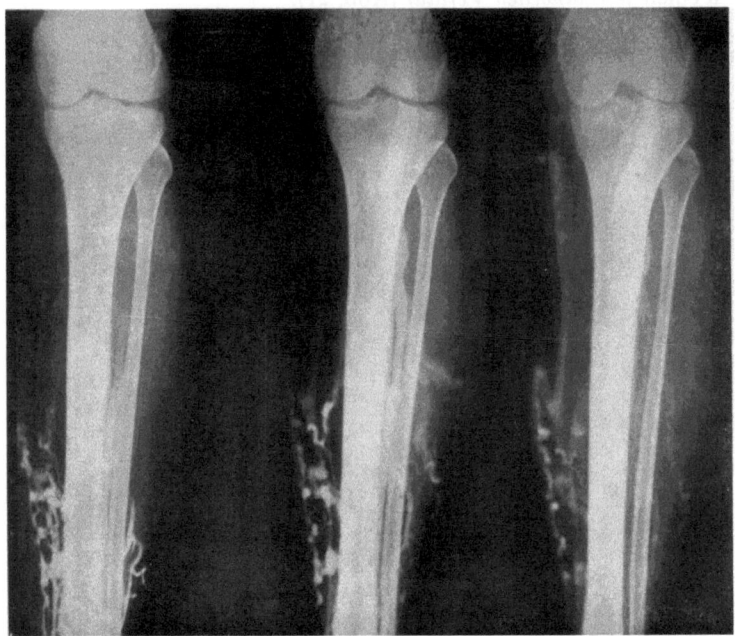

Abb. 22: Phlebographische Funktionsprüfung bei 47 jähriger Patientin mit *postthrombotischem Syndrom.* Beinvenenthrombose vor 6 Jahren.

1. Aufnahme: Sofort nach Beendigung der Injektion ⎫
2. Aufnahme: 4′ nach Beendigung der Injektion   ⎬ 45⁰ Schräglage
3. Aufnahme: 4′30″ nach Beendigung der Injektion   Horizontallage

gramme wenig von denen, die wir bei thrombotischer Verlegung der Femoralvene gewonnen hatten.

Aus diesen phlebographischen Serienuntersuchungen – und unter Berücksichtigung der übrigen Befunde – können wir zusammenfassend folgende
Feststellung treffen:

1. *Bei rund 85% der tiefen Beinvenenthrombosen tritt spontan eine mehr oder
   weniger komplette Rekanalisation ein.*
2. *Das Gefäß ist dadurch zwar wieder durchgängig, aber die Hämodynamik
   durch valvuläre Insuffizienz – vor allem im Stehen – erheblich gestört.*

3. *Wir haben eine Strömungs u m k e h r im Femoralgebiet nicht beobachten können; der venöse Rückfluß ist jedoch in Schräglage extrem verlangsamt. Eine Entlastung durch die oberflächlichen Kollateralen tritt hier nicht in Erscheinung.*

4. *In Horizontallage stellt sich eine weitgehende Normalisierung der Abflußbedingungen ein.*

5. *Der Rekanalisationsprozeß ist bereits innerhalb weniger Wochen nach Abklingen der akuten klinischen Symptome einer Beinvenenthrombose abgeschlossen. Die hiermit meist verbundene valvuläre Insuffizienz und Rück-*

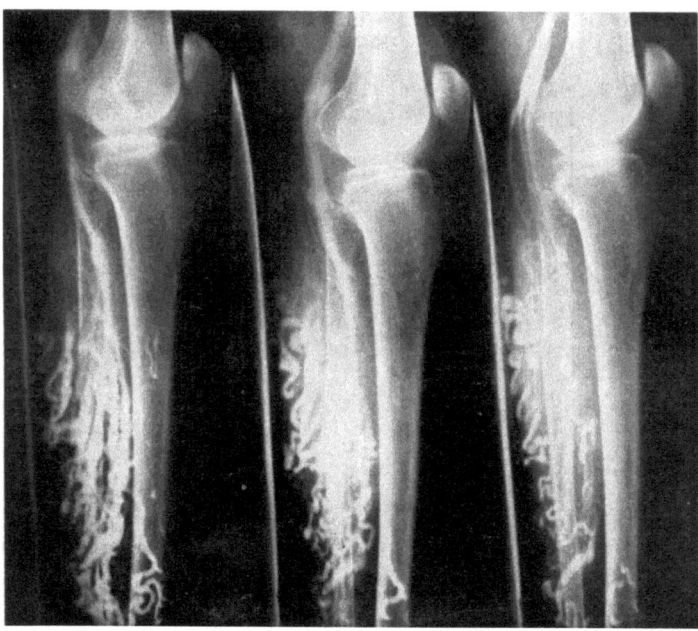

Abb. 23: Phlebographische Funktionsprüfung bei einer 50 jährigen Patientin mit *primären Varizen.* Keine Thrombose in der Anamnese, keine Ödeme, keine Indurationen, kein Ulcus.

1. Aufnahme: Sofort nach Beendigung der Injektion ⎫
2. Aufnahme: 4′ nach Beendigung der Injektion   ⎬ 45⁰ Schräglage
3. Aufnahme: 4′30″ nach Beendigung der Injektion   Horizontallage

flußstauung manifestiert sich durch dystrophische Gewebsveränderungen klinisch erst nach mehreren Monaten.

6. *Nur zu einem geringen Teil (ca. 15%) obliteriert die V. femoralis durch Organisation der Thrombenmassen. In diesen Fällen übernehmen die subkutanen Kollateralen in einem gewissen Umfange den venösen Reflux. Da die Abflußstörungen quantitativ meist geringere Grade annehmen, gehen diese Zustände auch mit milderen Symptomen einher. Absolute Gültigkeit hat diese Regel jedoch nicht.*

3. Radiozirkulographie

Um weitere Einblicke in den Mechanismus der postthrombotischen Kreislaufstörungen zu gewinnen, haben wir auch die sogen. Radiozirkulographie herangezogen[1]).

Ganz allgemein versteht man darunter die Anwendung von radioaktiven Isotopen im Rahmen der quantitativen Kreislaufanalytik. Im Ausland sind Fragen der arteriellen Durchblutungsstörungen von einer Reihe Autoren wie SMITH und QUIMBY (1945), ELKIN und Mitarb. (1948) sowie KETY (1949) bearbeitet worden, in Deutschland wurde die Methode von EICHLER, LINDER und SCHMEISER (1951) aufgegriffen.

Unsere spezielle Fragestellung wird lediglich von REESE, DARROW und CULLEN (1951) mittelbar berührt; sie konnten bei akuten Venenthrombosen keine signifikanten Abweichungen von der Norm an Hand der Resorptionsgeschwindigkeit einer Hautquaddel mit Na[24] feststellen. Mit ähnlicher Technik untersuchte JÖNSSON (1951) u. a. 16 Patienten mit Varicosis, wobei sich eine deutliche Resorptionsverzögerung ergab (vgl. S. 22).

Üblicherweise wird bei der Radiozirkulographie das β- und γ-strahlende Natrium (Na[24]) bevorzugt. Die Anwendung gerade dieses relativ kurzlebigen Isotops bietet Vorteile, jedoch haben wir für die vorliegenden Serienuntersuchungen aus technischen Gründen das J[131] gewählt. Für den speziellen Zweck der subkutanen Quaddelmessung ist vielleicht ein Vorteil darin zu erblicken, daß Jod im Gegensatz

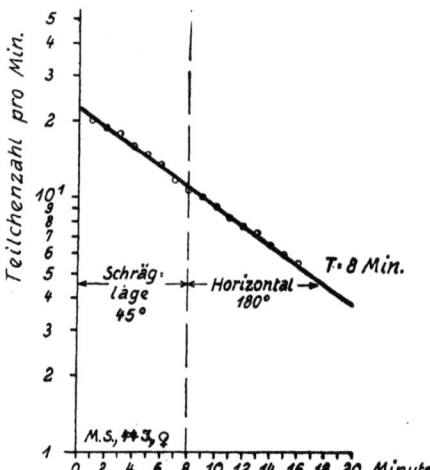

Abb. 24: Normaler Ausfall des *Resorptionstestes* mit J[131] bei einer 44 jährigen *kreislaufgesunden* Versuchsperson.

zum Natrium an den Austauschvorgängen zwischen Zelle und Interstitium weniger beteiligt ist. Bei der angewandten kleinen Dosis sind biologische Strahlenschäden kaum zu befürchten.

Die technische Durchführung haben wir folgendermaßen gestaltet:

Mit einer Tuberkulinspritze wird etwa in der Mitte des Fußrückens 0,1 ccm einer 5–10 Mikrocurie Jod[131] enthaltenden physiologischen NaCl-Lösung subkutan injiziert. J[131] hat eine Halbwertzeit von 8 Tagen und sendet bei seinem Zerfall β-Strahlen geringer Reichweite und durchdringende γ-Strahlen aus. Es ist natürlich für das Ergebnis bedeutungsvoll, daß die Quaddel jedesmal in genau dieselbe Tiefe gesetzt wird. Die Strahlungsintensität wird mittels eines angeschnallten GEIGER-MÜLLER-*Zählers* fortlaufend registriert, der mit einem Bleimantel versehen ist, so daß die β-Strahlen abgefangen und nur die γ-Strahlen gemessen werden.

---

[1]) Diese Untersuchungen wurden gemeinsam mit Prof. PHILLIPP vom Radiologischen Institut (Direktor: Prof. Dr. H. LANGENDORFF) der Universität Freiburg durchgeführt.

Die Untersuchungen sind sowohl in 45° *Schräglage* als auch in *Horizontallage* des Patienten bei entspannter Beinmuskulatur durchgeführt. In einem Teil des Materials haben wir außerdem Aktivitätsmessungen im *Stehen* und *Gehen* vorgenommen, wobei wir uns besonders angefertigter Sandalen mit Anschnallvorrichtung bedienten.

Wie auch in den oben erwähnten Arbeiten angeführt, ergibt die Auftragung der Meßwerte im halblogarithmischen Koordinatensystem eine Gerade, um die die einzelnen Meßpunkte sehr wenig streuen. Aus dieser Geraden läßt sich leicht entnehmen, in welcher Zeit die Teilchenzahl auf die Hälfte abgefallen ist. Diese Zeit, also die biologische Halbwertzeit, wollen wir hier als Resorptionszeit T bezeichnen. Als Beispiel für den Ausfall eines Resorptionsversuches bei einer kreislaufgesunden Versuchsperson sei die in Abb. 24 dargestellte Kurve vorangestellt. Wie ersichtlich, besteht hier in beiden Ebenen eine gleichbleibende Resorptionsgeschwindigkeit. Unter Berücksichtigung der z. T. recht erheblichen physiologischen Schwankungen ist dieser Befund als typisch anzusehen.

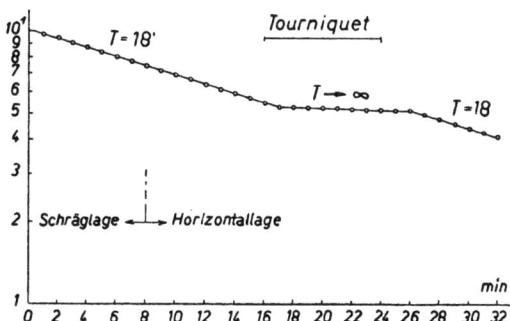

Abb. 25: *Resorptionsgeschwindigkeit* einer subkutanen Quaddel (J^{131}) am Fußrücken vor, während und nach venöser Stase mittels Tourniquet.

Zur Orientierung über die Ansprechbarkeit der Methode haben wir zunächst bei Gesunden Versuche mit mechanischer Drosselung des venösen Abflusses vorgenommen. Wie aus der vorstehenden Darstellung (Abb. 25) ersichtlich, *spricht der Test sofort und empfindlich auf die Stase mit einer Verzögerung der Resorptionsgeschwindigkeit an.* Ebenso normalisiert sich die Kurve wenige Minuten nach Abnahme des Tourniquets.

Selbstverständlich stellte die Resorptionsgeschwindigkeit keine einfache Funktion der venösen Kreislaufverhältnisse dar. Unter den vorliegenden Bedingungen halten wir uns jedoch dazu berechtigt, die Variationen der Resorptionstendenz in erster Linie auf die veränderten Abflußbedingungen zu beziehen.

Neben einer Anzahl *Resorptionsmessungen an Gesunden* verschiedener Altersklassen und beiderlei Geschlechts führten wir Testversuche bei *Patienten mit venöser Kreislaufinsuffizienz* der unteren Extremitäten in *Horizontal- und Schräglage* durch. Es handelt sich dabei um Patienten aus dem in Kapitel I, 2 erwähnten Material. Sämtliche Fälle hatten vor einigen Jahren eine tiefe Beinvenenthrombose durchgemacht und litten an den charakteristischen *postthrombotischen Kreislaufstörungen.* Bei der Mehrzahl bestand ein rezidivierendes Ulcus cruris.

In der nachstehenden Abbildung sind Resorptionszeiten (T) in 45⁰
Schräglage und Horizontallage bei 42 Gesunden und 38 Kranken unter
Berücksichtigung des Alters diagrammatisch eingetragen.

Wie ersichtlich, liegen die Meßpunkte bei Kranken im allgemeinen etwas
höher als bei Gesunden. Vor allem fanden sich ausschließlich bei den Kranken extrem schlechte Resorptionszeiten. In dem oberen Teil der Punktwolke
sind die Testwerte bei den venösen Kreislaufstörungen vorherrschend, allerdings kamen hier auch Meßwerte von klinisch völlig symptomlosen Proban-
den zur Eintragung. Im ganzen liegen aber die bei Gesunden ermittelten

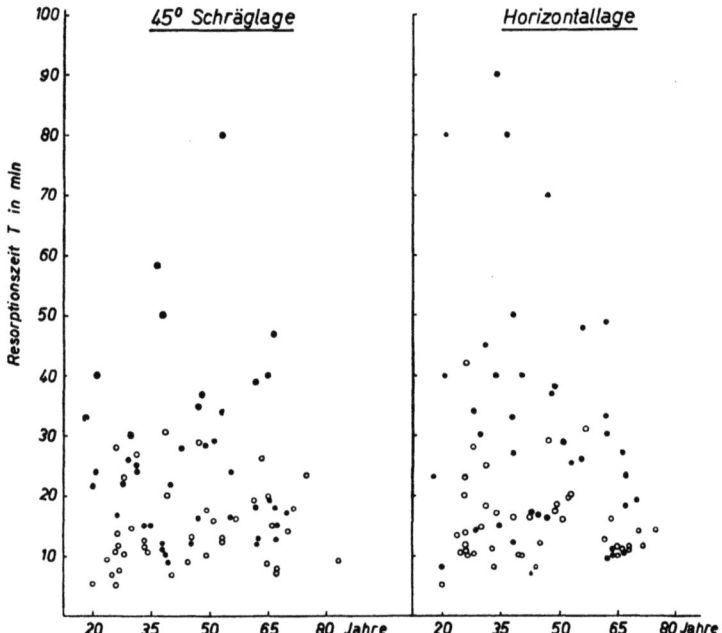

Abb. 26: Die Resorptionszeiten in Schräg- und Horizontallage bei *Gesunden* und
Patienten mit Einflußstauung im Femoralgebiet. Gesunde ○, Kranke ●

Vergleichswerte etwas tiefer. *Die physiologische Streuung ist beträchtlich*, und
auch bei klinisch und phlebographisch gesicherten Fällen mit venösen
Stauungserscheinungen wurden mehrfach im Bereich dieser physiologischen
Streuung liegende Werte gefunden. Ein grundsätzlicher Unterschied zwischen den in Schräg- und Horizontallage gewonnenen Ergebnissen besteht
weder bei den Gesunden noch am Patientenmaterial. Allerdings ist die
Streuung in horizontaler Untersuchungsposition ausgeprägter.

Die altersmäßige Aufgliederung ergibt in den jüngeren und mittleren
Altersklassen keine auffallenden Unterschiede.

(Bemerkenswerterweise liegt dagegen in der Altersgruppe 65–80 Jahre sowohl
bei Gesunden als auch Kranken eine merklich günstigere Resorptionstendenz vor.

Wir möchten von einer Interpretation dieser unerwarteten Beobachtung absehen, zumal die beschränkte Anzahl Meßpunkte keine weitgehende Schlußfolgerung erlaubt.)

Entscheidend ist die *deutlich verschlechterte Resorption* bei Insuffizienz der tiefen Beinvenen, wie dies vor allem aus den in Tab. 6 enthaltenen Mittelwerten hervorgeht.

Tabelle 6. Mittelwerte der Resorptionsgeschwindigkeit bei Gesunden und bei Patienten mit venösen Kreislaufstörungen

Lebensalter in Jahren	Gesunde			Kranke		
	Zahl der Fälle	Schräglage 45° T in Min.	Horizontallage T in Min.	Zahl der Fälle	Schräglage 45° T in Min.	Horizontallage T in Min.
20–35	17	13,9	16,5	9	24,6	33,2
35–50	9	16,2	16,0	12	26,5	36,7
50–65	7	16,0	18,0	10	34,0	39,5
65–80	9	14,7	12,8	7	24,2	16,4
Gesamtmittel	42	15,1	15,9	38	28	33

Für die Auswertung ist also einmal die erhebliche physiologische Schwankungsbreite zu berücksichtigen. Ferner ist bedeutsam, daß Patienten mit eindeutigen venösen Stauungszuständen im Bereich der Norm liegende Werte aufweisen können. Diese Feststellung schränkt zweifellos eine individuelle diagnostische Verwertbarkeit von Einzelmessungen ein. Im Rahmen der übrigen Untersuchungstechnik, vor allem der phlebographischen, liefert der Resorptionstest in der beschriebenen Durchführung immerhin ergänzende Anhaltspunkte.

Zur Erweiterung der bisherigen Beobachtungen haben wir *in einer weiteren Serie noch Resorptionsmessungen im Stehen und Gehen durchgeführt.* Die bisher gewonnenen Erfahrungen sollen anschließend an Hand von einigen Einzelfällen besprochen werden.

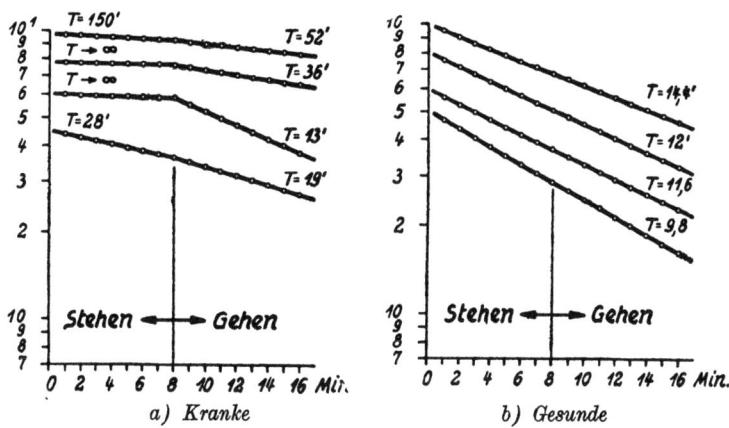

a) Kranke   b) Gesunde

Abb. 27: Resorptionsgeschwindigkeit im *Stehen* und *Gehen* bei Gesunden und Kranken mit *postthrombotischem* Syndrom.

Die Gegenüberstellung der Resorptionsverhältnisse von 4 Normalpersonen und 4 Kranken mit den typischen klinischen Erscheinungen des postthrombotischen Syndroms (Abb. 27) läßt folgende Unterschiede erkennen: Bei *ungestörten* Abflußbedingungen findet sich sowohl im Stehen wie bei aktiver Muskeltätigkeit eine gleichbleibende rasche Resorption der Quaddel. In Fällen mit *venöser Insuffizienz als Folgezustand nach Thrombose* zeigt die Aktivitätskurve einen wesentlich flacheren Verlauf. Vor allem fällt auf, daß hier vielfach mit einer Resorptionssteigerung im Gehen zu rechnen ist.

Angesichts der verhältnismäßig großen physiologischen Schwankungsbreite – wie sie ja bei dem sensiblen Regulationsmechanismus der Hämodynamik nicht überraschen kann – wird die individuelle diagnostische Anwendbarkeit für das postthrombotische Kreislaufsyndrom und verwandte Zustände wohl beschränkt bleiben. Zweifellos lassen sich jedoch mit dem Resorptionstest wertvolle Anhaltspunkte zur Ergänzung der Phlebographie gewinnen. Insgesamt liegen die Resorptionszeiten bei venösen Stauungszuständen auf Grund einer Schlußunfähigkeit der Klappen in den tiefen Beinvenen im Vergleich zum Gesunden deutlich höher. Die Unterschiede scheinen im Stehen und Gehen noch markanter in Erscheinung zu treten. Auch ist hier die Tatsache bemerkenswert, daß sich bei normaler Venenfunktion kaum größere Differenzen zwischen Ruhe und Bewegung ergeben. Dagegen stellen wir bei der venösen Insuffizienz meist eine Resorptionszunahme im Gehen fest. Dieser Befund ist nicht nur deswegen interessant, weil er mit der Tatsache im Einklang steht, daß diese Patienten regelmäßig eine subjektive Besserung beim Gehen angeben. Vor allem aber verdient diese Beobachtung angesichts der noch zu besprechenden Ergebnisse der Venendruckmessungen hervorgehoben zu werden.

4. Der Venendruck

Die technischen Probleme, wie sie diese recht diffizile und mit großen Fehlerquellen behaftete Methodik stellt, müssen übergangen werden. Eine erschöpfende Darstellung findet sich in der Monographie von BURCH (1950), der 1943 zusammen mit WINSOR auch ein in den angelsächsischen Ländern bewährtes „Phlebomanometer" angegeben hat[1]).

In Kapitel II, S. 23 haben wir bereits das Verhalten des endovasalen Druckes in den subkutanen Gefäßen unter physiologischen Bedingungen gestreift. Normalerweise findet sich beim Stehen oder im Sitzen auch bei Kreislaufgesunden in den peripheren Beinvenen ein hydrodynamischer Überdruck. Die hiermit verbundene Ödemneigung wurde übrigens schon von HAXTHAUSEN (1932) beobachtet. Diese Tendenz zur Ödembildung wirkt aber jeder Muskeltätigkeit entgegen, bei intaktem Venensystem hierbei der Abfluß vor allem beim Gehen stark gefördert. Entsprechend sinkt hierbei auch der Manometerdruck deutlich ab und erreicht Werte, die um den kolloidosmotischen Druck des Blutes liegen sollen [BEECHER, FIELD und KROGH (1936), SEIRO (1938)].

Daß der Druck in der *Initialphase einer Thrombose* erhöht ist, war schon lange bekannt. Während der Abheilung des akuten Zustandes beobachtet

---

[1]) Der Apparat wird von der Firma BAUM, Inc., New York, 460 West, 34 Street hergestellt.

man – parallel mit dem Ödemrückgang – einen Abfall zur Norm [VEAL (1940), TYSON und GOODLETT (1945), KAINDL, SCHMID und THURNHER (1950)].

Über die Verhältnisse bei den *postthrombotischen Spätschäden* war bis in jüngste Zeit jedoch wenig bekannt. RUTLEDGE (1941) konnte bei der Untersuchung solcher Patienten Abweichungen von der Norm feststellen und ALLEN, BARKER und HINES (1946) messen auf Grund ihrer Ergebnisse im Stehen den Manometerwerten keine diagnostische Bedeutung bei. Auch SHEA und ROBERTSON (1951) unterstreichen, daß eine gesetzmäßige Beziehung zwischen Venendruck und Schwere des klinischen Bildes nicht besteht. Erst als man mit geeigneter Technik dazu überging, *vergleichende*

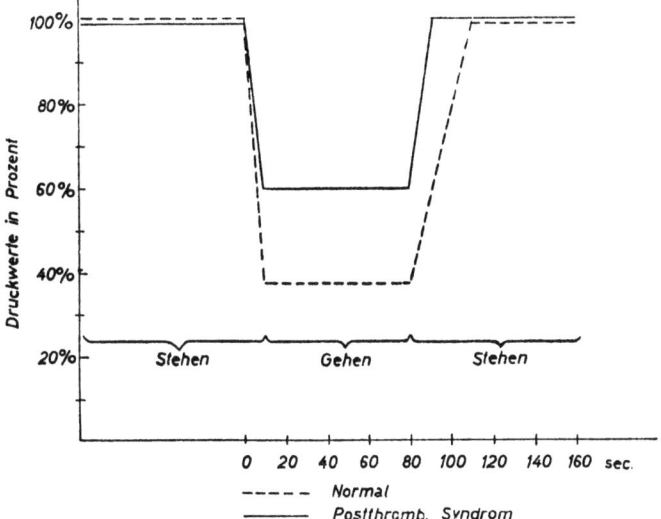

Abb. 28: Das Verhalten des *Venendruckes* bei *Kreislaufgesunden* und Patienten mit *postthrombotischen Beschwerden* im Stehen und im Gehversuch. Mittelwerte aus 11 bzw. 15 Versuchen [nach Angaben von DE CAMP u. Mitarb. (1951)].

Untersuchungen im Stehen und Gehen vorzunehmen, traten bemerkenswerte pathologische Erscheinungen zu Tage.

Als erste berichteten POLLACK und Mitarbeiter (1949) sowie WARREN, WHITE und BEECHER (1949), daß das bei Gesunden bestätigte Absinken des venösen Druckes im Gehen bei den postthrombotischen Extremitäten ausbleibt oder zumindest nur schwach vorhanden ist. Besonders eingehend befaßten sich in letzter Zeit HÖJENSGARD und STÜRUP (1949, 1952) sowie DE CAMP und Mitarbeiter (1951) mit diesen Fragen. Nach Angaben in einer Originalarbeit der letztgenannten Autoren haben wir in Abb. 28 das Verhalten des Venendruckes im Stehen und Gehen aufgezeichnet.

Diese Feststellung ist insofern von differentialdiagnostischem Interesse, als *die fehlende oder wenig ausgeprägte Drucksenkung für die postthromboti-*

schen Zustände als typisch zu bezeichnen ist und nur hier beachtet wird. Dagegen zeigt dieser Versuch *bei der primären Varicosis keine Abweichung von der Norm.*

Im übrigen ergeben sich auch aus diesen Feststellungen wertvolle Hinweise zur Pathogenese der postthrombotischen Krankheit. Die phlebographisch erhobenen Befunde über die Gefäß-Rekanalisation erfahren hierdurch eine weitere Ergänzung, und die Bedeutung der Klappeninsuffizienz für das Zustandekommen des klinischen Bildes wird auch auf diese Weise sichtbar.

5. Füllungsversuch nach Trendelenburg und Perthes

Die Beurteilung des Füllungszustandes im subkutanen Venennetz zur diagnostischen Erfassung des Krampfaderleidens gehört zu den klassischen Kreislaufprüfungen. Als Ergänzung zu der spezialisierten, modernen Angiographie haben sie auch heute nicht an Wert eingebüßt.

Dem TRENDELENBURGschen Versuch kommt im Rahmen des postthrombotischen Syndroms weniger differentialdiagnostische Bedeutung zu. In erster Linie hat dieses Verfahren für die Indikationsstellung zur hohen Unterbindung eines varikös veränderten Saphenastammes Bedeutung.

Bekanntlich führt man die TRENDELENBURGsche Probe folgendermaßen durch: Am senkrecht erhobenen Bein wird nach Leerlaufen und Ausstreichen der Venen und Varizen die Mündungsstelle der Saphena in die Femoralis mit dem Finger eingedrückt. Daraufhin wird das Bein unter fortgesetzter digitaler Kompression gesenkt. Füllen sich die Krampfadern im Stehen unter dieser Bedingung wie normal – also von unten – ist der Versuch *negativ*. Bleiben sie während der proximalen Abdrosselung zunächst leer und füllt sich das Gefäß erst nach Entfernen des Fingers, ist damit der Beweis für einen retrograden Rückfluß im Gefäß erbracht. Dies setzt eine Insuffizienz des Klappenapparates voraus, die Probe ist *positiv*. Hieraus ergibt sich die Anzeige zur Unterbindung der V. saphena.

Dagegen erlaubt das 1895 von G. C. PERTHES angegebene Verfahren auch gleichzeitig gewisse Schlüsse über die Abflußverhältnisse in den tiefen Beinvenen.

Bei der PERTHESschen Probe wird eine Staubinde angelegt und der Füllungsgrad der Venen beim Gehen beobachtet. Entleeren sich die Varizen, ohne sich wieder aufzufüllen, liegt ein ungehinderter venöser Abfluß vor.

Um eine Insuffizienz der *Vv. communicantes* erkennen zu können, hat PRATT (1949) das Originalverfahren folgendermaßen modifiziert: Vor Anlegen der Staubinde wird das ganze Bein von den Zehen bis etwa Mitte Oberschenkel mit elastischer Binde fest umwickelt. Nach Anlegen des Stauschlauches wird nun während des Gehversuches der Verband langsam von oben nach unten wieder abgerollt, wobei gleichzeitig proximal hiervon am Oberschenkel eine weitere Binde durch zirkuläre Touren distalwärts angelegt wird. Durch allmähliches Abwickeln nach unten und Wiederanlegen von oben entsteht dazwischen ein freier Raum, der etwa 5–10 cm betragen soll. Befindet sich in diesem allmählich nach distal wandernden, freien Bezirk eine örtliche Klappeninsuffizienz der Vv. communicantes, traten bei diesem Vorgehen hier isolierte, prall gefüllte Varixknoten hervor.

Mit dem TRENDELENBURGschen Versuch konnte STÜRUP (1950) bei Kranken mit typischen postthrombotischen Ulzera in etwa 30% Insuffizienzerscheinungen in der V. saphena nachweisen, wobei allerdings die Prüfung nicht immer eindeutig ausfiel.

Von 122 Patienten mit *primär varikösen Ulzera* wiesen über 75% positive TRENDELENBURGsche Zeichen – also valvuläre Störungen der V. saphena – auf. Innerhalb dieser Gruppe ergab die PERTEHSSsche Probe bei 90% eine normale Entleerung in die tiefen Venen im Gehen, die Abflußwege waren also intakt. Zwei Drittel der untersuchten Patienten mit *Thrombose in der Anamnese* zeigten keine Entleerung der Varizen im PERTHESschen Gehversuch. Es lag also hier ein Abflußhindernis in der Tiefe vor. Während normalerweise keine subjektiven Beschwerden während des Versuches angegeben sind, klagten diese Patienten übrigens vielfach über Schmerzen nach Anlegen der Staubinde.

STÜRUP hat ferner 28 Fälle mit *postthrombotischen* Ulzera, die im PERTHESschen Stauungsversuch keine Entleerung gezeigt hatten, phlebographisch untersucht. In Übereinstimmung mit den oben angeführten Ergebnissen (vgl. S. 28) stellt er zunächst fest, daß eine obliterierte Femoralvene nur einmal vorlag, in den übrigen 27 Fällen hatte die Rekanalisation stattgefunden.

GILJE (1949) kommt an Hand von 207 Vergleichsuntersuchungen zu dem Ergebnis, daß die PERTHESSsche Probe im allgemeinen gut mit den im Phlebogramm ermittelten Abflußbedingungen in den tiefen Gefäßen übereinstimmt.

Zweifellos ergeben sich somit aus den Füllungsversuchen nach TRENDELENBURG und vor allem nach PERTHES auch bei den postthrombotischen Kreislaufstörungen interessante Anhaltspunkte. Oft aber beeinträchtigen Ödeme und Indurationen die Beurteilung, auch lassen sich Gehversuche bei diesen Patienten nicht immer in erforderlichem Umfange durchführen.

Zur einwandfreien diagnostischen Klärung bei Verdacht auf postthrombotische Kreislaufstörungen ist eine ergänzende phlebographische Funktionsprüfung erforderlich.

Literatur

ALLEN, E. V., W. N. BARKER und E. A. HINES, Peripheral Vascular Diseases (Philadelphia-London 1946). – BAUER, G., Acta chir. Scand. 61 (1940); J. internat. chir. 8, 937 (1948); Angiology 1, 1 (1950); Brit. Med. J. 2, 318 (1950); J. internat. chir. 11, 205 (1951). – BEECHER, H. K., M. E. FIELD und A. KROGH, Skand. Arch. Physiol. 73, 133 (1936). – BURCH, G. E., A Primer of venous Pressure. (Philadelphia, 1950). – BURCH, G. E. und T. WINSOR, J. Amer. Med. Ass. 123, 91 (1943). – CEDERMARK, J., Nord. med. 31, 1538 (1946). – DE CAMP, P. T., R. J. SCHRAMEL, C. J. RAY, N. D. FEIBLEMAN, J. A. WARD und A. OCHSNER, Surgery 29, 44 (1951). – DE TAKATS, G. und G. W. GRAUPNER, Surgery 29, 342 (1951). – DOUGHERTY und HOMANS, Surg. Gyn. Obstetr. 71, 697 (1940). – Dow, J. D., Brit. J. Radiol. 42, 182 (1951). – DRASNAR, V., Schweiz. med. Wschr. 76, 2, 36 (1946). – EICHLER, LINDER, SCHMEISER, Klin. Wschr. 27, 489 (1949). – ELKIN, D. C., F. W. COOPER, R. H. ROHNER, W. D. MILLER, Surg. Gyn. Obstetr. 87, 1 (1948). – GILJE, O., Acta dermat. venereol. 29, 22 (1949). – HAXTHAUSEN, H., Arch. Dermat. Syph. 166, 639 (1932). – HÖJENSGÅRD, I. C. und H. STÜRUP, Acta chir. Scand. 99, 133 (1949). – HÖJENSGÅRD, I. C., Acta radiol. 32, 375 (1949). – HÖJENSGÅRD, I. C. und H. STÜRUP, Acta dermat. venereol. 29, 169 (1952). – JENNY, F., Schweiz. med. Wschr. 77, 46, 1195 (1947). – JÖNSSON, Acta chir. Scand. 161

(1951). – KAINDL, F., J. SCHMID, B. THURNHER, Med. Klin. 45, 1436 (1950). – KAINDL, F., W. LINDEMAYR und B. THURNHER, Dtsch. med. Wschr. 77, 587 (1952).– KETY, S., Amer. Heart. J. 38, 321 (1949). – LINDBLOM, Acta radiol. 61, 787 (1950). – LINDE, P., Nord. med. 31, 1537 (1946); Acta chir. Scand. 97, 429 (1949).– LOCKHART-MUMMERY, H. E. und I. H. SMITHAM, Brit. J. Surg. 38, 284 (1951). – LÖFSTEDT, Nord. med. 31, 1536 (1946). – LUKE, J. C., Arch. Surg. 61, 787 (1950). – MARTIN, S. und R. S. Mc CLEERY, Surgery 28, 322 (1950). – MASSELL, V. und J. ETINGER, Ann. Surg. CXXVII, 1217 (1948). – POLLACK, A. A., B. E. TAYLOR, T. T. MYERS und E. H. WOOD, J. clin. Invest. 28, 559 (1949). – PRATT, G. H., Surgical Management of Vascular Diseases (Philadelphia 1949). – REESE, H. L., R. P. DARROW, M. L. CULLEN, Surg. Gyn. Obstetr. 92, 751 (1951). – RUTLEDGE, D. I. (1941), Zitiert nach ALLEN, BARKER und HINES. – SEIRO, V., Acta chir. Scand. 80, 41 (1938). – SERVELLE, M., Arch. mal cœur. 39, 2 (1946). – SHEA, P. C. und R. L. ROBERTSON, Surgery 93, 153 (1951). – SMITH, B. C. und E. H. QUIMBY, Radiology 45, 335 (1945). – STÜRUP, H., Ulcus cruris (Kopenhagen 1950). – TYSON, M. D. und W. C. GOODLETT, Surgery 18, 669 (1945). – VEAL, J. R., Amer. Heart J. 19, 275 (1940). – WARREN, R., E. A. WHITE, C. D. BEECHER, Surgery 26, 435 (1949). – WELCH, FAXON und Mc GAHEY, Surgery 12, 163 (1942). – WITT, A. N., Z. Orthop. 83, 24 (1952).

VI. Über die traumatische und „maskierte" Thrombose, einschließlich Hinweisen für die Begutachtung

1. Allgemeines

Bei der Auswertung eines Materials von 600 tiefen Venenthrombosen kommt OCHSNER (1950) zu dem Ergebnis, daß 30,9% aller Thrombosen postoperativ und weitere 16,3% post partum entstehen; 12,2% treten „spontan" auf; eine rein traumatische Genese wird mit 9,3% angegeben. Es liegt eine Reihe weiterer Anhaltspunkte dafür vor, daß die Thrombosierung sich sehr häufig als Folge traumatischer Einwirkungen an den unteren Extremitäten einzustellen pflegt. So fand BAUER (1942) im Rahmen phlebographischer Untersuchungen von 182 Frakturen sichere Zeichen einer ausgedehnten Venenthrombose in 8,8% der Fälle. In einer weiteren Mitteilung zu diesem Thema (1944) berichtet er von 33 Thrombosen bei 276 Patienten mit Beinverletzungen (einschließlich Weichteile), wonach der Prozentsatz sich also auf 12% erhöht.

Schon in der älteren Literatur finden sich mehrere Hinweise auf das verbreitete Vorkommen von traumatischen Thrombosen, wie aus dem folgenden geschichtlichen Rückblick zu entnehmen ist:

Nachdem VIRCHOW 1846 eine traumatische Thrombose bei einer Schenkelhalsfraktur beschrieben hatte, folgte 1849 die Mitteilung von RANZI über die sog. „thrombose par effort". DURODIER (1874) fand bei der Sektion von 8 Fällen mit geschlossenen Unterschenkelfrakturen, die nicht an Lungenembolie gestorben waren, in jedem Fall eine Venenthrombose. Mehrfach hatte der Prozeß vom Frakturgebiet aus auf die Hauptstämme übergegriffen. BRUNS (1886) kommt an Hand von 23 Autopsien zu demselben Ergebnis. LOTHEISSEN (1902) gibt an, daß von 66 Sektionsfällen mit Embolie als Todesursache bei 33 Frakturen an den unteren Extremitäten als Grundkrankheit bestand. Ähnliche Mitteilungen stammen von BARBIER (1910), DAUS (1913) und HANCOCK (1925).

STEINTHAL (1930) macht die traumatische Gefäßschädigung, Ruhigstellung des
Gliedes und Veränderungen der Blutzusammensetzung für die Thrombose verantwortlich und verlangt die Anerkennung als Unfallfolge.

IMBERT berichtete 1931 über traumatische Thrombosen bei 26 geschlossenen
Frakturen, und weitere 27, die nach Weichteilwunden oder Kontusionen entstanden waren. CONTIADES (1934) stellte 109 Fälle von traumatischen Thrombosen aus der Literatur zusammen und fand darunter die Frakturen und Weichteilverletzungen etwa gleichmäßig verteilt. ANDREESEN (1935) bemerkt, daß die
Thromboembolien nach Verletzungen noch häufiger sind, als die Fettembolien,
mit denen sie manchmal verwechselt werden. Bei einer statistischen Auswertung
von 143 Autopsiebefunden und 230 Unfallakten von traumatischen Thrombosen
bzw. Lungenembolien stellt MOESCHLIN (1937) in 80% die verletzte Extremität
als Ausgangspunkt fest; mit 34%, gegenüber 29% bei den Frakturen, waren die
Kontusionen kausal auffallend häufig vertreten.

JAKOB (1945) vertritt in Übereinstimmung mit HEUSSER (1942) den
Standpunkt, daß bei sorgfältiger Beobachtung sehr häufig Anhaltspunkte
für Thrombosen nach Frakturen festzustellen sind. In einer Serie von
120 geschlossenen Unterschenkelfrakturen konnte er in 8,3% der Fälle
klinische Zeichen einer tiefen Venenthrombose mit oder ohne Embolie auf-
decken. Interessant ist ferner, daß er mit Heparin-Prophylaxe an 75 Frakturen die Thrombosefrequenz auf 2,6% senken konnte. Von GUMRICH,
DORTENMANN und KÜBLER (1953) wird jüngst wieder die Aufmerksamkeit
auf thrombotische Komplikationen nach Beinbrüchen gelenkt und mit
phlebographischer Technik die Rolle der hieraus resultierenden dystrophischen Folgen nachgewiesen. ,,Da die Gefahr einer Thrombose, auf die
Dauer gesehen, höher zu bemessen ist als die einer vorübergehenden Nach-
blutung im Frakturbereich``, setzen auch diese Verfasser sich hier für eine
rationelle Anwendung von Antikoagulantien ein. GUGELMANN (1951) beschäftigt sich besonders mit den Veränderungen im Blutmechanismus nach
Traumen und findet dasselbe typische Verhalten des Gerinnungssystems wie
in der postoperativen Phase.

Aus den angeführten Arbeiten geht u. a. hervor, daß eine Thrombose der
tiefen Beinvenen nach Traumen zumindest weit häufiger auftritt, als im
allgemeinen klinisch diagnostiziert wird. Daß auch eine ausgedehnte Thrombosierung gerade hier nicht selten übersehen wird, ist aus verschiedenen
Gründen erklärlich; vor allem überlagern mehr oder weniger verbreitete
Hämatome das klinische Bild, auch schränken Gips- und andere Verbände
die Kontrollmöglichkeit ein. Immerhin dürfte mit gesteigerter Aufmerksamkeit in diesem Punkt die Zahl klinisch diagnostizierbarer Prozesse sich
um ein Beträchtliches erhöhen.

Ein weiterer Umstand verdient noch besonders hervorgehoben zu werden: Nicht nur die übergroßen Traumen, wie sie durch Kontinuitätsdurch-
trennung des Knochens zum Ausdruck kommen, gehen mit Thrombose einher. Nach den angeführten Autoren scheint sich diese Komplikation bei den
Weichteilverletzungen mindestens so oft einzustellen. Diese Feststellung ist
nicht zuletzt angesichts des außerordentlich häufigen Vorkommens von
Gewalteinwirkungen leichten bis mäßigen Grades in jedem Lebensalter
von Bedeutung. Wir selbst konnten wiederholt beobachten, wie Thrombosen schon nach verhältnismäßig geringgradigen Beinverletzungen auftraten, und diese Patienten später an schweren postthrombotischen Kreis-

laufstörungen zu leiden hatten. In der Kasuistik (Kapitel V, 4) ist aus einer Reihe ähnlicher Fälle ein 21 jähriger Autoschlosser angeführt, bei dem nach einer Kontusion (Sportverletzung) eine doppelseitige Thrombose entstand. Die anschließend sich entwickelnden Kreislaufstörungen hatten Vollinvalidität zur Folge.

2. Eigene Untersuchungen

Wie erörtert, lassen sich sowohl klinisch, phlebographisch als auch autoptisch tiefe Beinvenenthrombosen nach traumatischer Einwirkung auf die unteren Extremitäten zu einem sehr hohen Prozentsatz nachweisen, eine Tatsache, die entsprechend starke Beteiligung von postthrombotischen Störungen vermuten läßt. Wie wir an Hand eigener Untersuchungen ermitteln konnten, trifft diese Annahme in unerwartetem Maße zu[1]). Es handelt sich hierbei um *die für venöse Dekompensation als typisch anzusehenden Beschwerden*, wie wir sie im Vorangehenden kennengelernt haben. In diesem Zusammenhang ist von Interesse, daß RIEDER (1939) bei 220 Kranken 3 bis 31 Jahre nach der Beinverletzung in keinem Falle eine Durchblutungsstörung feststellen konnte. Allerdings wurde nur nach Zeichen eines *arteriellen* Gefäßschadens gesucht.

Unser Material umfaßt insgesamt 825 nachuntersuchte Fälle von Frakturen, Kontusionen, sowie Verletzungen verschiedener Art und Lokalisation an den unteren Extremitäten. Die Verteilung auf die beiden Geschlechter ist etwa gleichmäßig, auch sind die Altersklassen von 20–50 Jahren paritätisch vertreten. Sonst muß das Material als heterogen bezeichnet werden.

Ohne auf die zahlreichen statistischen Fehlermöglichkeiten näher einzugehen, möchten wir annehmen, daß die gewonnenen Ergebnisse zuverlässige Anhaltspunkte geben. Selbstverständlich war es nicht immer möglich, die verschiedenen Störungen mit Sicherheit einer durchgemachten Thrombose zuzuschreiben und primäre Folgen des Traumas auszuschließen. Auch mußte man damit rechnen, daß Patienten vielfach schon im Hinblick auf die Rentenfrage bestrebt sein könnten, ihre Beschwerden auf jeden Fall in Zusammenhang mit der Verletzung zu bringen, zumal sie über den Zweck der Untersuchung absichtlich nicht verständigt waren. Wir bewerten deshalb die Tatsache, daß die für postthrombotische Kreislaufinsuffizienz charakteristische Erscheinung der symptomarmen „Latenzzeit" auch hier statistisch zum Ausdruck kommt, als ein weiteres Kriterium für die allgemeine Gültigkeit der erhaltenen Auskünfte.

Das Material umfaßt 421 Fälle, die wegen ihrer *Frakturen* stationär behandelt worden waren. Das Durchschnittsalter zur Zeit der Verletzung betrug hier 41 Jahre. Es handelt sich dabei um 71 geschlossene Oberschenkelbrüche, 9 Patellarfrakturen, 147 Unterschenkelfrakturen, 12 Tibiafrakturen, 11 Fibulafrakturen, 31 Tibiakopffrakturen, 52 Luxationsfrakturen des Fußgelenkes, 59 Brüche des medialen, lateralen oder beider Knöchel.

Der Frakturengruppe steht die der *Weichteilverletzungen* mit insgesamt 404 Fällen gegenüber. Sie umfaßt Kontusionen, Luxationen, Distorsionen, Meniskusverrenkungen, Haematome usw. Das Durchschnittsalter betrug hier 38 Jahre.

---

[1]) Die Gesamtergebnisse dieser Untersuchungen sind in der Inaug. Dissertation NAUMANN (Freiburg 1952) niedergelegt.

Die Nachuntersuchung fand mindestens 6, maximal 16 Jahre nach Klinikentlassung statt. Ähnlich wie bei der in Kapitel II besprochenen Nachuntersuchung haben wir auch hier auf typische Symptome einer venösen Kreislaufstörung geachtet. Das Gesamtergebnis ist in Tabelle 7 zusammengestellt.

Tabelle 7. Prozentuale Verteilung einiger für venöse Kreislaufstörungen typischer Symptome 6–16 Jahre nach Fraktur oder Weichteilverletzung an den unteren Extremitäten. Gesamtzahl der Frakturen: 421 Fälle. Gesamtzahl der Weichteilverletzungen: 404 Fälle

Art der Beschwerden	*Sämtliche Frakturen* der unteren Extremitäten		*Sämtl. Weichteilverletzungen* der unteren Extremitäten	
	vor Unfall %	nach Unfall %	vor Unfall %	nach Unfall %
Schwellungen ...	3,1	54	4,7	33
Verhärtungen ...	0	23	0,5	13
Verfärbungen ...	1,4	23	2,2	20
Hautjucken	0,2	25	1,9	24
Hautausschläge .	1	11	1,5	11
Varizen	5,2	24	7,1	29
Geschwüre	0,2	6,2	0,7	10,4

Auch bei Berücksichtigung möglicher Fehlerquellen ist der prozentuale Anteil an den charakteristischen postthrombotischen Krankheitserscheinungen in beiden Gruppen auffallend hoch. So stellten wir in der Frakturengruppe beispielsweise in über 6% rezidivierende Ulcera cruris fest, nach den Weichteilverletzungen lag die Zahl sogar über 10%.

Interessant ist die Feststellung, daß *die Störungen genau denselben progressiven Verlauf zeigen, wie wir es von den postthrombotischen Fällen kennen* (Abb. 29). Diese Tatsache spricht übrigens gegen die Vermutung, daß es sich allgemein um Auswirkungen des SUDECKschen Syndroms handeln könnte. Andererseits dürften voraussichtlich eine Reihe unter dieser Diagnose laufender Erscheinungen tatsächlich einer venösen – bzw. postthrombotischen – Kreislaufinsuffizienz zuzuschreiben sein. Auch läßt sich hier wenigstens ein Teil der Fälle mit „posttraumatischem Ödem", dessen Ätiologie bis heute noch völlig ungeklärt ist, zwanglos einordnen.

Wie aus der graphischen Darstellung hervorgeht, ist die Latenzzeit besonders für die Ulzera ausgeprägt, nur zu $1/3$ wird dieses Symptom innerhalb des ersten Jahres manifest. *Insgesamt ergibt sich also ein Bild des zeitlichen Auftretens der Beschwerden, das fast genau den für die postthrombotischen Zustände ermittelten Verhältnissen entspricht.* (Beim Vergleich der entsprechenden Abbildungen sind die Maßstabunterschiede zu beachten.)

Ohne auf die Beziehungen zu Lebensalter, Geschlecht, Arbeitsfähigkeit usw. näher einzugehen, soll hier nur erwähnt werden, daß die Zahl der Kreislaufstörungen bei den verschiedenen Frakturformen etwa gleich groß war. So ist der Unterschied zwischen den Frakturen am Ober- und Unterschenkel mit 3,5% klein und kann vernachlässigt werden.

Auffallend ist die hohe Beteiligung an Geschwüren sowohl nach den Knochenbrüchen mit 6,2%, als vor allem auch nach den übrigen Beinver-

letzungen mit 10,4%. Auch stehen diese Zahlen – die sich gerade bei diesen
Symptomen gut objektivieren lassen – in einem ähnlichen Verhältnis zu
den übrigen Störungen, wie es bei den rein postthrombotischen Beschwerden
gefunden wird. Daß die Gruppe der Schwellungen und Indurationen im
Frakturmaterial gegenüber den Weichteilverletzungen zahlenmäßig etwas
überwiegt, ist möglicherweise auf Überlagerung durch die primären Fraktur-
folgen zurückzuführen. Für die Varizen und die Hauterscheinungen findet
sich in den beiden Serien eine bemerkenswert geringe Abweichung in der
prozentualen Verteilung.

Wie mehrfach betont, handelt es sich bei diesen Beschwerden lediglich
um die *für venöse Kreislaufstörungen charakteristischen Symptome.* Da

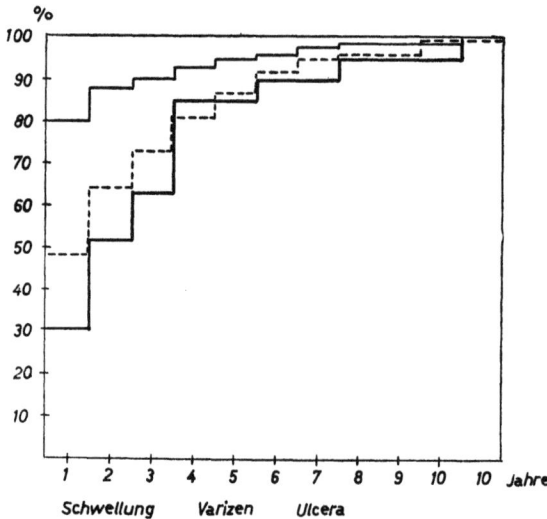

Abb. 29: Die Latenzzeit der für venöse Kreislaufstörungen charakteristischen Symptome. Prozentuale Verteilung der Spätschäden auf die auf das Trauma folgender Jahre.

pathogenetisch praktisch nur eine vorangegangene tiefe Venenthrombose
in Frage kommt, folgt hieraus, daß die Thrombosefrequenz im Anschluß an
das Trauma außerordentlich hoch gewesen sein muß. Rein überschlagsweise
dürfte in unserem Material nach der Ulkus-Beteiligung – vorsichtig gerechnet – bei $1/_4$ der Fälle eine traumatische Beinvenenthrombose vorgelegen
haben! Diese hohe Zahl erscheint zunächst zwar kaum glaubhaft. Gestützt
wird diese Vermutung jedoch durch eine stichprobenweise durchgeführte
anamnestische Befragung von Patienten mit typischen klinischen Zeichen
einer venösen Dekompensation: Auffallend häufig fand sich dabei eine Verletzung 2–3 Jahre vor dem ersten Auftreten der Beschwerden in der Vorgeschichte. In der Kasuistik (Kapitel V) haben wir willkürlich einige der-
artige Fälle herausgegriffen.

Es ist wichtig, zu bemerken, daß bei den statistisch erfaßten Patienten *in keinem Falle eine Thrombose in den Krankengeschichten vermerkt war.* Auf die dia-

gnostischen Schwierigkeiten gerade bei Beinverletzungen ist bereits kurz hingewiesen worden. In diesem Zusammenhang ist an das häufige Vorkommen der klinisch „stummen" Prozesse zu erinnern, eine Tatsache, die sich schon durch Embolien „aus heiterem Himmel" in über 30% manifestiert (KIRSCHNER, MAGNUS). Gerade diese mehr oder weniger „latenten" oder „maskierten" thrombotischen Prozesse dürften sich nach den vorliegenden Erfahrungen verbreitet nach Traumen einstellen.

Aus den mitgeteilten Befunden ergeben sich insofern auch für die *Unfallbegutachtung* gewisse Konsequenzen, als bisher venöse Dekompensationserscheinungen praktisch ausnahmslos als Unfallfolge abgelehnt werden mußten, vor allem, weil man über die Tatsache nicht orientiert war, daß diese Störungen naturgemäß erst nach längerer Zeit voll zur Entfaltung kommen. Hier fehlen häufig, sogar meistens, typische „Brückensymptome". Zwar wurde auch bisher eine traumatische Thrombose als Unfallfolge in der Regel anerkannt. Auch Thrombosefolgen werden von dem erfahrenen Gutachter BÜRKLE DE LA CAMP (1951) insofern berücksichtigt, als er in diesem Zusammenhang auf die „meistens eindrucksvolleren und länger anhaltenden erwerbsmindernden Folgen als der primäre Unfallschaden" hinweist. Daß ebenso schwere Kreislauffolgen auf Grund einer *nicht* diagnostizierten, blanden Thrombose entstehen, wurde jedoch bisher kaum in Betracht gezogen.

FISCHER-MOLINEUS (1939) fordern in ihrem Handbuch, daß ein Ulcus cruris nur als Unfallfolge anerkannt werden darf, wenn das Leiden innerhalb eines Jahres nach der Verletzung entstand. Wie wir gesehen haben, ist diese Bedingung nur in einem Teil der posttraumatischen bzw. postthrombotischen Fälle erfüllt. Trotzdem kann zumindest an einem indirekten Unfallzusammenhang nicht gezweifelt werden. Ähnliches gilt auch für die Varizen. U. E. hat der Satz von BÜRKLE DE LA CAMP (1951): „Eine unfallbedingte Entstehung des Krampfaderleidens gibt es nicht" in dieser kategorischen Form wohl nur für die anlagebedingten, „echten Formen" Gültigkeit. Auch FISCHER-MOLINEUS, K. H. BAUER und RIEDER verneinen den Zusammenhang, während ZOLLINGER-DUBOIS dazu neigen, eine örtliche und generalisierte Varizenbildung nach Prellungen anzunehmen.

Wir sind uns bewußt, daß die vorstehenden Erörterungen über die venösen Kreislaufstörungen nach Beinverletzungen die Aufgabe des Gutachters nicht gerade erleichtern. Eine Klärung und Objektivierung des Bildes läßt sich aber mit einiger Sicherheit durch die *phlebographische Untersuchung* herbeiführen.

Literatur

ANDREESEN, Arch. klin. Chir. 183, 76 (1935). – BARBIER, M., L'embolie pulmonaire dans les fractures. (Thèse Paris 1910). – BAUER, G., Acta chir. Scand. 86 74 (1942); 90, 229 (1944). – BRUNS, P., Dtsch. Chir. 27, 449 (1886). – BÜRKLE DE LA CAMP, Mschr. Unfallhk. 54, 289 (1951). – CONTIADES, X.-J., Phlebites traumatiques et thromboses revelée par un effort (Paris 1934). – DAUS, Dtsch. Arch. klin. Med. 112, 348 (1913). – FISCHER, A. W. und G. MOLINEUS, Das ärztliche Gutachten im Versicherungswesen. I. Bd. (Leipzig 1939). – GUGELMANN, W., Helvet. chir. acta 18, 80, 178 (1951). – GUMRICH, H., DORTEMANN und E. KÜBLER, Dtsch. med. Wschr. 78, 1404 (1953). – HANCOCK, Th. H., Internat. J. Med. 38, 387 (1925). – HEUSSER, Helvet. med. acta 149 (1942). – IMBERT, L., Les phlébits traumatiques. VI Congrès internat. des accidents et maladies du travail (Genève 1931). – JAKOB, F., Schweiz. med. Wschr. 10, 208 (1945). –

LOTHEISSEN, Brun's Beitr. klin. Chir. 82, 655 (1902). – MOESCHLIN, S., Die traumat. Thrombose u. Lungenembolie. Diss. (Zürich 1937). – NAUMANN, E., Inaug. Diss. (Freiburg 1952). – OCHSNER, A. und Mitarb., Surgery, St. Louis 27, 461 (1950). – RIEDER, W., Med. Welt 1939, 479. – STEINTHAL, Dtsch. Z. Chir. 227, 154 (1930). – ZOLLINGER, F. und M. DUBOIS, Einführung in die Unfallmedizin unter besonderer Berücksichtigung schweiz. Verhältnisse (Bern 1945).

VII. Chirurgische und konservative Therapie

1. Chirurgische Verfahren

a) *Lokale Behandlung (Ulkus, Varizen)*

Lokale chirurgische Eingriffe bei postthrombotischen Zuständen kommen bei Ulkus und Varizen in Frage, wobei man sich zu vergegenwärtigen hat, daß es sich hierbei lediglich um Maßnahmen gegen *Symptome* der Abflußstörung im tiefen Venengeflecht handelt. Eine dauerhafte „Heilung" setzt also eine Behebung dieser Stauung voraus.

Für das *postthrombotische Geschwür* gelten die allgemeinen chirurgischen Grundsätze der lokalen Wundbehandlung: Reinigung, Granulation, Epithelisierung. Zur beschleunigten Entfernung der schmierigen Beläge und Nekrosen hat in letzter Zeit übrigens die Fermenttherapie mit *Trypsin* und *Streptokinase-Streptodornase* [HALSE und BRAUN (1953)] Eingang gefunden. In diesem Zusammenhang muß unterstrichen werden, daß es bei Ulcus cruris spezifisch wirksame Salben nicht geben kann. Vor allem ist von der Verwendung von anästhesierenden Salben – die zudem meist Karbol enthalten – abzuraten [SIGG (1950)]. Wie jede andere Wunde, erfordert auch das Beingeschwür eine der jeweiligen Heilungsphase angepaßte Behandlung. Entscheidend ist die Hochlagerung – z. B. auf BRAUNscher Schiene – zur Erleichterung des venösen Abflusses. Fast alle Ulzera heilen – wegen der Kreislaufnormalisierung – in dieser Lage über längere oder kürzere Zeit *spontan* ab. Nach Reinigung des Geschwürsgrundes empfiehlt JAEGER (1952) eine Naphtalan-Zink-Salbe folgender Zusammensetzung:

> Rp: Naphtalan 16,0
> Adeps suill. 4,0
> Zinc. oxydat. 10,0
> Lanolin ad 100,0.

Die Tatsache, daß diese rezidivierenden, trophischen Ulzerationen sich häufig als therapieresistent gegenüber den üblichen Verfahren erweisen, macht gelegentlich *plastische Operationen* erforderlich. So empfahl v. NUSSBAUM schon 1856 die *Skarifikation und Zirkumzision*, Verfahren, die in letzter Zeit von SAUERBRUCH und JUNG (1943), JAEGER (1952) u. a. vertreten werden. Man durchtrennt dabei in einem Abstand von 1½ bis 2 cm vom Ulkusrand ringsherum Haut und Subcutis bis auf die Faszie, um die Spannung zu beseitigen. Es scheint dabei belanglos zu sein, ob der Umschneidungsgraben austamponiert wird, oder ob man auf Tamponade verzichtet. Auch *radiäre Geschwürsrandeinschnitte* sind empfohlen worden.

Für die *Exzision des Geschwürs und des indurierten Gewebes mit anschließender plastischer Deckung* setzte sich u. a. HOMANS (1916/1917) ein. Dieses radikale Vorgehen wurde in verschiedenen Modifikationen später von einer Reihe Chirurgen geübt; wiederholt ist in der Literatur über gute Erfahrungen hiermit berichtet worden [PELS-LEUSDEN (1922); TROUT (1929); BANCROFT, STANLEY-BROWN und TAYLOR (1940); DE TAKATS und FOWLER (1945); SONNTAG (1950); KELIKIAN (1951) u. a.]. Die Wunde wird dabei teils durch gestielte Subcutislappen, teils durch freie Hauttransplantationen nach THIERSCH bzw. REVERDIN oder mit Epidermispfropfung nach BRAUN gedeckt. HOMANS (1928) hält in schwereren Fällen die Mitentfernung der Muskelfaszie für erforderlich. In einer späteren Arbeit (1946) kommt dieser Autor auf Grund ausgedehnter Erfahrung jedoch zu dem Schluß, daß die Dauerergebnisse auch beim radikalen Vorgehen zu wünschen übrig lassen und empfiehlt eine strengere Indikationsstellung für diese örtlichen Eingriffe.

Über die verschiedenen Methoden zur *operativen Varizen-Behandlung* durch Venenligatur und Verödung mittels sklerosierender Injektionen liegt eine sehr umfangreiche Literatur vor. Die kombinierte Anwendung dieser beiden Verfahren – vor allem bei variköser Veränderung der V. saphena – hat seit MOSZKOWICZ (hohe Saphena-Ligatur + retrograde Injektion der sklerosierenden Lösung) in der Klinik viele Anhänger gefunden; auch die rein operativen Eingriffe („Stripping") mittels BABCOCK-Sonde oder ähnlicher Instrumente, perkutane Umstechungen und radikale Exzision nach MADELUNG werden häufig angewandt. Viele Chirurgen bevorzugen die Verödungsbehandlung mit sklerosierenden Lösungen ($66^2/_3\%$ige Traubenzuckerlösung, 10–15%ige Kochsalzlösung, „Varicocid", „Varsyl", „Varicophtin", „Neosklerol", „Sotradecol" usw.). Umfassende Darstellungen über Indikation, Technik und Ergebnisse finden sich bei JAEGER (1941, 1952), SONNTAG (1950) und THIES (1952). An Hand seiner ausgedehnten Erfahrungen mit Krampfader-Injektionen empfiehlt SIGG (1949–1952) Beachtung der folgenden Grundsätze:

1. Ruckartiger, möglichst senkrecht zur Haut geführter Einstich am *stehenden Patienten*, ohne Rücksicht auf eine Perforation der hinteren Venenwand.

2. Falls die hintere Venenwand perforiert ist, langsames Zurückziehen der Nadel bis die Spitze im Venenlumen liegt und das Blut im Strahl in das darunter gehaltene Nierenbecken entweicht.

3. Absitzen des Patienten, Umlagerung des Beines in Horizontallage.

4. Aufsetzen der leicht laufenden Glasspritze. Nochmalige Kontrolle durch Loslassen des Spritzenstempels, worauf sich das Blut von selbst durch die dicke Kanüle in die Spritze ergießt.

Ergänzend ist zu bemerken, daß SIGG auf die Verwendung einer *dicken Kanüle* (1,3–1,5 mm Durchmesser) besonderen Wert legt und *vor der Staubinde warnt*. Ferner ist das Anlegen eines gut sitzenden *Kompressionsverbandes* wichtig, kein Patient wird nach Hause entlassen, ohne daß das injizierte Bein mit 2 elastischen Binden straff eingebunden ist. Auf die Verbandtechnik wird noch näher einzugehen sein.

Bei der Varizenbehandlung wurde bis heute auf den verschiedenartigen ätiologischen Ursprung der *primären, kongenitalen* und der *postthrombotischen Form* der subkutanen Varizen im allgemeinen wenig geachtet. Allerdings waren SICARD und GAUGIER (1927) schon zu Beginn dieser Ära der Ansicht, daß *Verödungstherapie bei postthrombotischen Varizen als kontraindiziert* zu gelten hat. POULSEN (1931, 1933), MEYER (1932) und BISGAARD (1939) schlossen sich diesem Standpunkt an, und auch BIRGER (1947) hält die intravasale Sklerosierung hier eher für schädlich. Bessere Ergebnisse verzeichneten DELATOR und CHAILLY (1931), KILBOURNE (1941), sowie HORN (1931). Die erstgenannten Autoren lassen jedoch für die Indikation insofern eine Einschränkung gelten, als sie die Verödung erst 2 Jahre nach Ablauf der Femoralvenenthrombose vornehmen und nur die Fälle heranziehen, bei denen die PERTHESschen Proben eine Entleerung gezeigt hatten. G. BAUER (1942) ist der Meinung, daß die Injektionstherapie nur auf den Unterschenkel zu begrenzen ist, während er vor der Anwendung am Saphena-Hauptstamm abrät. Einen ähnlichen Standpunkt nehmen insofern ALLEN, BARKER und HINES (1946) ein, als auch sie von einer Verödung der V. saphena nach postthrombotischer Entartung absehen. Dagegen sahen sie in diesen Fällen keine nachteiligen Wirkungen nach der chirurgischen Vasektomie.

BENNETT vertrat schon 1898 den Standpunkt, daß eine *operative Varizenbehandlung* nach Beinvenenthrombose bei gleichzeitigem Ödem bzw. Elephantiasis kontraindiziert sei. Eine große Anzahl Chirurgen setzten sich in den vergangenen Jahren dafür ein, die Eingriffe nur dann vorzunehmen, wenn die tiefen Venen „offen" sind [EDWARDS (1935); MAHORNER und OCHSNER (1938); IMLER, BEAVER und SHEEHAN (1944); HODGE, GRIMSON und SCHIEBEL (1945); MARTOREL (1946); OGDEN und SHERMAN (1946); CEDERMARK (1946); LINDE (1946) u. a.]. Allerdings dürfte wohl dieser Standpunkt nach unseren jetzigen Kenntnissen über die Rekanalisation und die hiermit verbundene valvuläre Insuffizienz als revisionsbedürftig zu gelten haben. Die Entwicklung scheint eher LUKE (1940), HOMANS (1946), ALLEN, BARKER und HINES (1946), STEINER und PALMER (1948) mit der Auffassung recht zu geben, daß die Ausschaltung einwandfrei insuffizienter Saphenagebiete auf jeden Fall von Nutzen sein muß – unabhängig von dem Funktionszustand der tiefen Gefäße. Wie HOMANS sowie ALLEN, BARKER und HINES hervorheben, darf man allerdings keine großen Erwartungen an das therapeutische Ergebnis nach Unterbindung der Varizen postthrombotischer Genese stellen; im klinischen Gesamtbild ändert sich hierdurch wenig und Rezidive sind häufig.

Meist wird der operativen Behandlung einer percutanen Verödung bei postthrombotischen Varizen der Vorzug gegeben. Vielfach sind sogar in diesem Zusammenhang Warnungen gegen sklerosierende Injektionen ausgesprochen worden. Es erscheint an dieser Stelle angebracht, einige Bemerkungen zu dieser Frage einzuflechten.

Zunächst ist eine Beobachtung von KETTEL (1932) und HANSEN (1937) zu erwähnen, derzufolge die Rezidivfrequenz gerade nach chemischer Gefäßobliteration relativ sehr hoch sein soll. Die Methode bietet keine Gewähr dafür, daß die Thrombosierung nicht auch auf gesunde Bezirke übergreift, die nach anschließender Rekanalisierung ebenfalls insuffizient werden können. In Übereinstimmung mit dieser Vorstellung berichteten EDWARDS und EDWARDS (1937) sowie ADAMS (1939) über eine Progression des Leidens nach der Injektionstherapie. Auch HOMANS (1939) kommt zu ähnlichen Ergebnissen.

Außerdem scheint die perkutane Verödung, zumindest bei den postthrombotischen Kreislaufstörungen, mit ernst zu nehmenden Komplikationsmöglichkeiten behaftet zu sein. Sicherlich lassen sich diese durch praktische Erfahrung und ausgefeilte Technik reduzieren. Gegen eine kritiklose Anwendung haben aber eine Reihe bedeutender Angiologen ihre Stimme erhoben. So stellen sich nach DE TAKATS (1932) und MC PHEETERS (1945) oberflächliche Thrombophlebitiden oft ein, ATLAS (1943), HOMANS (1944) und OLSSON (1939), TUNICK, NACH und WEINBLE (1945), INGERSLEV (1947), LUKE und Mitarbeiter (1948) stellten wiederholt Gefäßspasmen sogar mit Gangrän fest. Über lokale und universelle allergische Reaktionen, Fieber und verzögerte Wundheilung berichteten LYALL (1946) und OLSSEN (1948). Wenn diese Komplikationen zu den Ausnahmen zählen, geht doch aus einer Zusammenstellung von GARBER (1947) deutlich hervor, daß die mit der Verödungsbehandlung von Krampfadern verbundenen Gefahren nicht unterschätzt werden dürfen.

Vor allem scheinen sich an *postthrombotischen* Extremitäten Störungen der obengenannten Art nicht selten einzustellen. Nach BISGAARD (1939) kommt es im Anschluß an die Injektion hier auffallend häufig zu einer Verschlimmerung der Indurationen, und MC PHEETERS (1945) sah in schwereren Fällen sich eine „Cellulitis" entwickeln. HOMANS (1939) stellt als Ergebnis seiner Erfahrungen zusammenfassend fest, daß die chemische Phlebitis bei postthrombotischen Patienten immer eine lokale Entzündungsbereitschaft auslöst, die meist sehr nachteilige, allgemeine Rückwirkungen hat. Wie ALLEN, BARKER und HINES in ihrer Monographie (1946) anführen, nehmen die meisten Angiologen heute von einer Injektionstherapie bei postthrombotischen Varizen Abstand und bevorzugen die operative Entfernung unter Sicht des Auges.

Nach den obenstehenden Erörterungen und auf Grund eigener Erfahrungen möchten wir *die Frage nach der zweckmäßigsten Behandlung postthrombotischer Varizen in den folgenden Leitsätzen zusammenfassend beantworten:*

1. Postthrombotische Krampfadern sind als Dekompensationserscheinungen einer chronischen venösen Stauung, bedingt durch valvuläre Kreislaufinsuffizienz der tiefen Beinvenen anzusehen. Als therapeutisches Ziel hat daher grundsätzlich die Behebung dieser „Einflußsperre im Femoralgebiet" zu gelten.

2. Lokale Degeneration der Venenklappen, Überdehnung und perivasale Phlebitis im subkutanen Geflecht bedeutet eine zusätzliche Belastung des venösen Refluxes. *Eine Ausschaltung dieser irreversibel veränderten Gefäße ist auf jeden Fall indiziert.*

3. Die bei *primären Varizen sehr bewährte, perkutane Verödungstherapie ist bei den postthrombotischen Kreislaufstörungen mit relativ häufigen Komplikationen belastet.* Auf Grund der herrschenden anormalen Abflußverhältnisse ist die angestrebte „gesteuerte endovasale Sklerosierung" hier erschwert; vorliegende Stase begünstigt eine progre-

diente Thrombosierung. Vor allem löst die endo- und periphlebitische Reaktion die bei diesen chronischen Stauungszuständen latent vorliegende Entzündungsbereitschaft aus. Eine Verstärkung der Ödeme und Indurationen ist daher häufig die Folge.

4. *Bei postthrombotisch entstandenen Krampfadern sind die operativen Verfahren vorzuziehen.* Zu beachten ist dabei, daß diese Patienten mit erhöhter Thromboseneigung behaftet sind und in dieser Hinsicht besonders sorgfältiger, postoperativer Beobachtung bedürfen.

b) *Sympathektomie und paravertebrale Grenzstrangblockade*

Mitte der zwanziger Jahre berichtete LERICHE (1923, 1927, 1928) mehrfach über die Behandlung postthrombotischer Schmerzen durch periarterielle Sympathektomie. (Dabei war allerdings gelegentlich auch die V. femoralis mitreseziert worden.) Die subjektiven Erscheinungen besserten sich regelmäßig; dagegen ließen sich die Ödeme durch diesen Eingriff kaum beeinflussen. 1938 publizierte LERICHE die Ergebnisse bei 67 Patienten nach operativer Entfernung des 1. Lumbalganglions, wobei ebenfalls eine deutliche Besserung der Schmerzzustände zu verzeichnen war. Die Ödeme und Indurationen blieben jedoch unvermindert bestehen, auch die Ulzera erwiesen sich als unbeeinflußbar und zeigten weiterhin ausgesprochene Rezidivtendenz.

Zufriedenstellende Ergebnisse mit *lumbaler Sympathikusblockade* bei postthrombotischen Schmerzen gaben später DE TAKATS und FOWLER (1945), FAUST (1946) und HOMANS (1946) bekannt. Sogar auf die Indurationen ist nach HOMANS (1939) durch *Sympathektomie* z. T. ein gewisser Effekt zu erreichen. Allerdings setzt dies eine hohe Sympathektomie voraus, die vor allem bei männlichen Patienten mit Störungen der Sexualfunktion einhergehen kann. SMITHY und CHARLESTON (1945), sowie LLUESMA-URANGE (1948) beobachteten einen günstigen Heilungsverlauf der Ulzera nach Grenzstrangresektion; nach DE TAKATS und FOWLER (1945) läßt sich gelegentlich ein Rückgang der thrombotischen Spätödeme erkennen. OCHSNER und DE BAKEY (1949) empfehlen Sympathektomie, wenn die vorangehende temporäre Blockade von einer Besserung gefolgt ist. Von den insgesamt 246 behandelten Fällen waren bei der Kontrolluntersuchung nach 6 Monaten 16,7% symptomlos, 34,5% wesentlich gebessert. In 48,8% ließ sich keine Beeinflussung der Störungen feststellen. PRATT (1950) wendet ebenfalls die lumbale Sympathektomie beim postthrombotischen Syndrom an und verzeichnet bei 96 Kranken ein befriedigendes Resultat: Während die Ödeme und Indurationen als hartnäckig bezeichnet werden, ist eine deutliche Besserung der subjektiven Symptome festzustellen, die Paraesthesien sowie das Kälte- und Schweregefühl im Bein verringern sich.

In einem späteren Artikel bringt DE TAKATS (1948) jedoch eine gewisse Enttäuschung zum Ausdruck, und auch ALLEN, BARKER und HINES (1946) stehen den Ergebnissen mit Sympathektomie bei chronischen venösen Kreislaufstörungen skeptisch gegenüber.

c) *Andere Maßnahmen*

Ohne auf die thrombotische Genese genauer einzugehen, beschrieben WANKE und GUMRICH (1950) unter der Bezeichnung „chronische Beckenvenensperre" ein Krankheitsbild, das sich offenbar in den Rahmen der postthrombotischen Kreislaufstörungen einordnen läßt. Zumindest bei einigen der 6 angeführten Fälle ist die Beinvenenthrombose in der Anamnese gesichert, bei den übrigen jedenfalls wahrscheinlich. Als Ursache der Passagehindernisse war bei der operativen Freilegung regelmäßig eine narbigschwielige Ummauerung der V. iliaca, sowie eine narbige Sklerose der Gefäßscheide zu erkennen. Das Gefäß selbst war durchgängig, obwohl das Lumen in verschiedenen Graden eingeengt vorgefunden wurde. Bei stärkeren, endovasalen Fibrosen hatte sich ein Kollateralkreislauf über die tiefen und oberflächlichen Beckenvenen zur gesunden Seite hin entwickelt. Therapeutisch wurde in diesen Fällen *eine Spaltung der Gefäßscheide mit Exstirpation der Schwielen* vorgenommen, wobei die Verfasser im allgemeinen den für die Freilegung des unteren Ureterabschnittes üblichen Wechselschnitt benützten. Hierbei mußte ein großer Teil des Plexus hypogastricus und des N. pelvinus geopfert werden, was die Autoren als zwangsläufig, aber insofern als erwünscht bezeichnen, als somit die hämodynamische Komponente mit einer Ausschaltung der Vasokonstriktoren ergänzt wird. Jedenfalls war das therapeutische Ergebnis in sämtlichen Fällen subjektiv wie objektiv günstig.

d) *Phlebektomie zur Behebung der Einflußstauung im Femoralgebiet*

Wie wir erörtert haben, tritt der postthrombotische Symptomenkomplex als Zeichen einer venösen Abflußstörung in Erscheinung. Vielfach wird diese Stase durch Obliteration der V. femoralis unterhalten. Häufiger hat man es aber – vor allem in den klinisch schweren Fällen – mit den Folgen einer spontanen Rekanalisation der thrombosierten Beinvenen zu tun: Das Lumen ist im wesentlichen frei, die Gefäße jedoch auf Grund einer mehr oder weniger kompletten valvulären Insuffizienz mit gleichzeitiger phlebosklerotischer Degeneration in ihrer physiologischen Funktion gestört. Der Rückfluß erfolgt im Hauptstamm extrem verlangsamt.

Die günstigen Ergebnisse nach Unterbindung der V. saphena magna bei variköser Entartung sind seit vielen Jahren geläufig. Der Gedanke lag nahe, durch Unterbindung und Ausschaltung der funktionsuntüchtigen Femoralvene ebenfalls therapeutische Erfolge zu erzielen. Allerdings mußte dieser Eingriff vergleichsweise weitaus radikaler erscheinen, handelte es sich ja hier um einen Hauptblutleiter, der zwar in seiner hämodynamischen Funktion gestört ist, aber nach den phlebographischen Untersuchungen eine offene Lichtung besitzt. Analog der Verhältnisse bei Varikosis der oberflächlichen Venen vermutete man – wie bereits erörtert zu Unrecht – einen retrograden Stromverlauf auch in der V. femoralis [HOMANS (1928), ZIMMERMANN (1935)]. DOUGHERTY und HOMANS berichteten 1940 über den Versuch mit Femoralisligatur bei ein paar Patienten mit Kreislaufstörungen nach Thrombose. Sie stellten dabei jedenfalls fest, daß der Eingriff ohne Schaden durchgeführt werden kann! In diesem Zusammenhang ist an die schon erwähnte (vgl. S. 26), mehrere Jahre früher vorgenommene Gefäßresektion von LERICHE (1923, 1928) zu erinnern. Bei der perivasalen Sympathektomie wurde von ihm zusätzlich die V. femoralis teilreseziert, ohne daß allerdings dabei hämodynamische Überlegungen zugrunde lagen. Immerhin konnte ein günstiges therapeutisches Resultat verzeichnet werden.

Die Geschichte der therapeutischen Ausschaltung der V. poplitea ist offenbar noch älter. Nach CASTAGNA und IMPALLOMENI (1951) führte der italienische Chirurg PARONA schon 1904 diesen Eingriff bei venösen Abflußstörungen mit Varizen durch.

Wir haben die Gründe gestreift, die diesen Eingriff zunächst radikal und nicht unbedenklich erscheinen ließen. Mit der Entwicklung der Gefäßchirurgie der letzten Jahre setzte sich jedoch die Erkenntnis durch, daß eine Teilresektion der Femoralvene – z. B. zur freien Gefäßtransplantation – ohne nennenswerte Kreislaufstörungen am betreffenden Bein vorgenommen werden kann.

Diese Beobachtung veranlaßte viele Chirurgen zu einer ausgedehnten Anwendung von Femoralis-Ligaturen bei Beinvenenthrombosen, und in verschiedenen Kliniken – vorwiegend in Amerika – wurde dieser Eingriff routinemäßig zur postoperativen Thromboembolieprophylaxe durchgeführt. Das Verfahren ist inzwischen allerdings von anderen Maßnahmen – vor allem den Antikoagulantien – verdrängt worden. Maßgebend war dabei, daß der postoperative Thromboseschutz auch bei doppelseitiger Vasoligatur nicht als zuverlässig erwies. Auch bei Vorliegen einer Femoralvenenthrombose ist der Prozeß auf diesem mechanischen Weg nicht immer aufzuhalten. So stellten ERB und SCHUMANN (1951) die Ergebnisse mit Femoralvenenligatur einer ebenfalls 50 Beinvenenthrombosen umfassenden Kontrollgruppe gegenüber und kommen in beiden Serien zu einer gleich hohen Mortalitätsziffer von 58%! Bei der Autopsie fanden sie nach Gefäßunterbindung 7mal kardiale Insuffizienz (Kontrollgruppe 4), kardiales Versagen mit tödlicher Lungenembolie 1mal (Kontrollgruppe 2) und primär letale Embolie 1mal (Kontrollgruppe 0). Nebenbei sei erwähnt, daß die zu demselben Zweck durchgeführte Ligatur der V. cava meist mit Kreislaufstörungen schwereren Grades einhergeht. So stellten SHEA und ROBERTSON (1951) bei einer Nachuntersuchung von 25 Patienten völlige Beschwerdefreiheit nur in 1 Fall fest, bei den übrigen fanden sich erhebliche Stauungen.

Wichtiger als dieses Versagen der Vasoligatur im Rahmen der Thrombose- bzw. Embolieprophylaxe ist die an einem ausgedehnten Patientenmaterial bestätigte Tatsache, daß die Gefäßunterbindung ohne nennenswerte Kreislaufkomplikation durchgeführt werden kann. Dies wird auch von O'KEEFE, WARREN und DONALDSON (1951) an Hand einer Kontrolluntersuchung 2 bis 7 Jahre nach Ligatur der V. femoralis zwecks Thromboseprophylaxe bestätigt: Manometrisch vorgenommene Venendruckmessungen ergaben in einer die gleiche Altersklasse umfassenden Vergleichsserie beim Gehen einen mittleren Druckabfall von 25,5 cm, während die operierten Extremitäten mit 23,2 cm keine nennenswerten Abweichungen zeigten.

Die vorliegenden klinischen Erfahrungen erlauben somit die Feststellung, daß eine Femoralvenenligatur bzw. -Resektion sogar unter physiologischen Bedingungen ohne wesentliche Kreislaufstörungen vorgenommen werden kann: *Die große Anpassungsfähigkeit des Beinvenensystems kompensiert ohne weiteres selbst den Ausfall eines völlig gesunden Hauptstammes.*

BUXTON (1944) scheint der erste zu sein, der konsequent *Femoralisunter-bindungen bei postthrombotischen Kreislaufstörungen* vornahm. Die klinischen Ergebnisse waren bei seinen 21 Fällen befriedigend. Vor allem heilten die Ulzera rasch ab, während sich an den Schwellungen und Varizen wenig änderte. In einer ergänzenden Mitteilung [BUXTON und COLLER (1945)] über 3 weitere Patienten wird die günstige Beeinflussung der Beingeschwüre durch Femoralligaturen erneut hervorgehoben. LINTON und HARDY griffen die Methode auf und konnten 1947 ihre Erfahrungen bei einer Nachunter-suchung von 34 Patienten vorlegen, wobei sie neben der Hauptvene auch die V. saphena magna sowie die V. saphena parva – je nach Ausfall der TRENDELENBURGschen Probe – unterbunden hatten. Die Ergebnisse wurden als sehr ermutigend bezeichnet. 1948 berichteten die Verfasser über Spät-ergebnisse, 1 bis 16 Monate nach insgesamt 84 Operationen: 80% der Ulzera waren endgültig abgeheilt, die Ödeme verschwanden in 45%, die Schmerz-zustände besserten sich bei 63%. Die übrigen Beschwerden waren zum großen Teil abgeklungen oder gemildert.

Auch andere Autoren kamen auf Grund ihrer Beobachtungen zu einer ähnlich günstigen Beurteilung. So stellte SERVELLE (1946) regelmäßig eine Besserung nach Resektion „sogar rekanalisierter Femoralvenensegmente" fest, ferner berichteten REES und SLEVIN (1947), SANDEGAARD (1949) und OLIVIER (1949) an Hand von Kasuistiken über gute klinische Ergebnisse mit Unterbindung der tiefen Venen. GLASSER (1949) führte die Femoralisligatur insgesamt 91mal bei 71 Fällen mit postthrombotischen Störungen durch und betont ebenfalls die guten Erfahrungen. 3 Patienten mit chronischen Ulzera konnten nach 5 Jahren, weitere 3 nach 4 Jahren nachuntersucht werden. Bei diesen trat nur 1mal ein Ulkusrezidiv auf. Die 40 im Anschluß an die Operation nachuntersuchten Fälle waren im wesentlichen beschwerde-frei. Auch VIDAL-BARRAQUER (1950) hat bei 16 Patienten mit Erfolg die tiefe Phlebektomie vorgenommen und verzeichnete in 25% ein vollständi-ges Schwinden der Ödeme und einen Rückgang in weiteren 58%. Auch Schmerz und die venöse Claudicatio wurden günstig beeinflußt.

Die genannten Autoren haben sich bei der Indikation im wesentlichen nach dem klinischen Bild gerichtet. Von LINTON und HARDY wurden zwar Venen-druckmessungen während der Operation empfohlen, technische Schwierig-keiten erschweren jedoch die einwandfreie Beurteilung.

Mit zunehmendem Interesse für diesen Fragenkomplex und fortschreiten-den Erkenntnissen über die beim postthrombotischen Syndrom vorliegende Kreislaufsituation wuchs der Bedarf an einer hämodynamisch besser be-gründeten Indikation. Es war zu erwarten, daß die erzielten Ergebnisse sich damit noch weiter verbessern ließen. Vor allem würde eine schärfere Indikationsstellung die Zahl der a priori aussichtslosen Operationen ein-schränken können.

G. BAUER (1948) ist auch auf diesem Gebiet richtungweisend tätig ge-wesen und hat als einer der ersten auf die Notwendigkeit einer genauen präoperativen Phlebographie mit geeigneter Methodik hingewiesen. Ein ope-ratives Vorgehen ist demnach nur angezeigt, wenn die V. femoralis rekanali-siert ist und die von ihm entwickelte „retrograde Phlebographie" (vgl.

S. 60) einen rückläufigen Stromverlauf ergibt. In diesen Fällen unternimmt BAUER eine Ligatur der *V. poplitea.* Über seine vielversprechenden Erfahrungen mit diesem Prinzip konnte er in den folgenden Jahren mehrfach berichten (1950, 1951) und auf dem internationalen Chirurgenkongreß in Paris 1951 sogar ein 380 Fälle umfassendes Material vorlegen. Nach Unterbindung der V. poplitea waren bei der Kontrolluntersuchung 1 bis 4 Jahre später 65% beschwerdefrei und symptomlos, in 22,4% hatte sich das postthrombotische Leiden wesentlich gebessert. Nur bei 12,6% der Fälle war der Eingriff erfolglos unternommen worden. Gute Erfahrungen mit Poplitea-Ligatur teilten ferner DE TAKATS und GRAUPNER (1950) mit, ohne sich jedoch auf statistische Angaben stützen zu können. CASTAGNA und IMPALLOMENI (1951) führten die Operation bei 20 Patienten durch und stellten in der Mehrzahl eine bedeutende und anhaltende Besserung der postthrombotischen Beschwerden fest.

Während eine Reihe Autoren recht überzeugende Erfolgsstatistiken veröffentlichten, hat die Ligatur bzw. Phlebektomie auch Gegner gefunden. LUKE (1950) vertritt den Standpunkt, daß die Beziehungen zwischen postthrombotischen Störungen und Zustand der tiefen Venen zu unsicher sein dürften, um auf operativem Wege erfolgversprechend vorgehen zu können, ohne sich allerdings auf entsprechende Erfahrungen stützen zu können. DE CAMP und Mitarbeiter (1951) untersuchten die Druckverhältnisse in der Peripherie bei 2 Fällen vor und nach Ligatur der V. femoralis bzw. V. poplitea und stellten dabei einen deutlichen Manometeranstieg beim Gehen fest (vgl. S. 75). In einer späteren Mitteilung (1951) werden diese Beobachtungen mit einem weiteren Fall ergänzt, bei dem eine über 8 Monate bestehende Zunahme des Venendruckes im Gehen gefunden wurde. Da die Verfasser in ihrer hydrodynamischen Betrachtung eine Druckerhöhung in jedem Fall als nachteilig ansehen, müssen sie zu einer negativen Einschätzung der Operation kommen. Diese Beobachtungen verdienen zwar besondere Aufmerksamkeit, dürfen u. E. aber nicht zu übertriebenen Schlußfolgerungen veranlassen. Entscheidender als diese an Hand z. T. diffiziler Methodik gewonnenen Einzelbeobachtungen dürfte hier das klinische Gesamtbild sein. Wie SHEA und ROBERTSON (1951) betonen, besteht aber nicht immer eine überzeugende Beziehung zwischen den Manometerwerten und dem Grad der Beschwerden. Auch die Erfahrungen mit klinischen, phlebographischen und radiozirkulatorischen Vergleichsuntersuchungen sprechen gegen eine Überwertung einzelner Spezialergebnisse.

e) *Eigene Erfahrungen mit Phlebektomie*

Es wurde bereits mehrfach hervorgehoben, daß das Stasesyndrom durch Stromverlangsamung in den insuffizienten Femoralvenen zustandekommt (vgl. S. 31). Die vertretene Auffassung von einer Strömungsumkehr im rekanalisierten Hauptstamm – die verschiedenen Autoren Anlaß gab, eine Unterbindung bzw. Resektion vorzunehmen – dürfte u. E. nicht stichhaltig sein. Wenn trotzdem mit diesem operativen Verfahren vielfach sehr überzeugende therapeutische Ergebnisse erzielt werden konnten, so ist doch hierfür eine andere hämodynamische Erklärung notwendig. Auf

Grund der eigenen Erfahrungen mit operativer Behandlung der postthrombotischen Kreislaufstörungen haben wir Vorstellungen entwickelt,
die nachstehend an Hand von praktischen Beispielen erläutert werden
sollen.

Es wurde schon erwähnt, daß der venöse Reflux an den unteren Extremitäten bei Vorliegen einer *Obliteration der V. femoralis* in quantitativer Hinsicht weniger gestört ist. Hier zeigt die phlebographische Funktionsprüfung
meist einen *annähernd normalen Rückfluß über die oberflächlichen Kollateralen* (vgl. S. 63). Bei Rekanalisation des tiefen Blutleiters mit valvulärer
Insuffizienz ist der Abtransport dagegen in den Umgehungsbahnen ebenfalls
gehemmt. Die Erklärung hierfür dürfte relativ einfach sein. Das oberfläch-

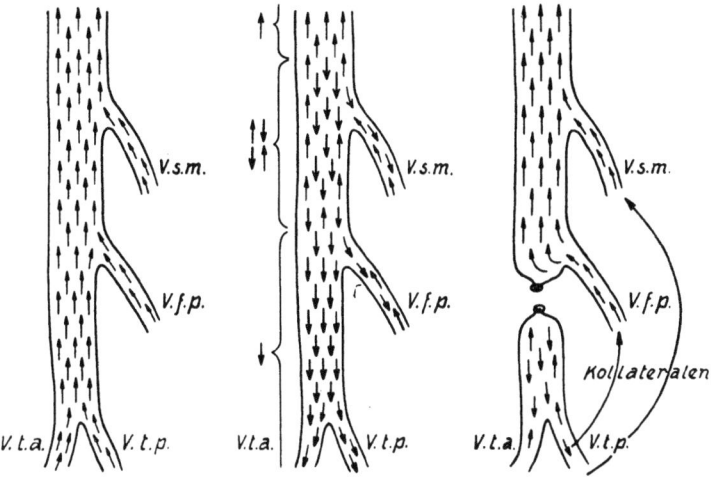

Abb. 30: *Links:* Normaler venöser Reflux der unteren Extremitäten bei intakten Klappen.
Mitte: Strömungsverlangsamung („Einflußstauung im Femoralgebiet") bei valvulärer
Insuffizienz des Hauptstammes.
Rechts: Entlastung durch die oberflächlichen Kollateralen nach Ausschaltung der
V. femoralis distalwärts der V. profunda femoris.

liche Venennetz ist funktionell aufs engste mit den tiefen Hauptstämmen
verbunden, die Entleerung erfolgt in Höhe des Oberschenkels ebenfalls
durch den Hauptast. Beim Vorliegen eines Strömungshindernisses in der V. femoralis sind somit auch die Kollateralen blockiert. Hydrodynamischen Ge-
setzen zufolge ist die Stromverlangsamung in den Nebenzweigen sogar noch
stärker als im Hauptgefäß gehemmt. Zur Kennzeichnung dieser Kreislaufsituation haben wir daher von einer „*Einflußstauung im Femoralgebiet*" gesprochen. Wie in der vorstehenden Skizze (Abb 30) angedeutet, läßt sich theoretisch diese „Einflußsperre" durch Unterbindung der V. femoralis in geeigneter Höhe aufheben. Auf diese Weise werden also hämodynamische Bedingungen geschaffen, wie sie etwa beim Ausfall der V. femoralis durch Obliteration vorliegen.

Diese partielle Resektion der V. femoralis distalwärts der V. profunda femoris müßte also von einer Entlastung durch die Umgehungsbahnen gefolgt sein. Daß dies tatsächlich der Fall ist, konnten wir mit phlebographischer Technik wiederholt nachweisen, wie ein Beispiel demonstrieren soll (Abb. 31).

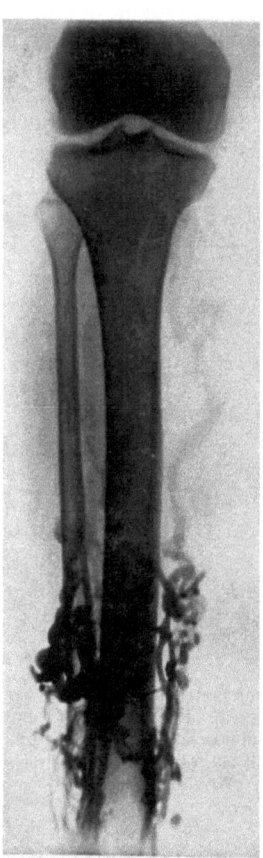 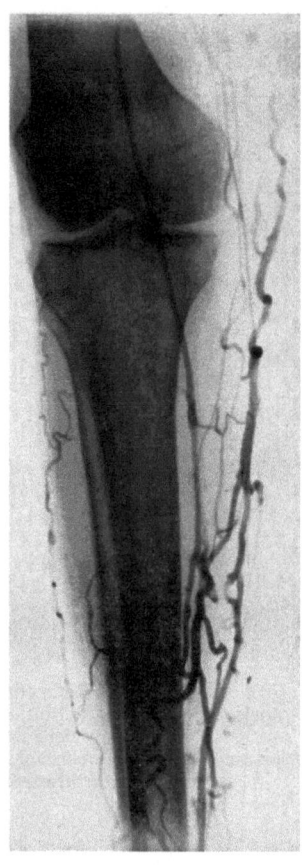

Abb. 31 Phlebographische Funktionsprüfung *vor* und 4 Wochen *nach* Teilresektion der V. femoralis bei einer 60jährigen Patientin mit hochgradigen postthrombotischen Störungen.
Links: Präoperative Aufnahme sofort nach Injektion in Schräglage.
Rechts: Postoperative Aufnahme sofort nach Injektion in Schräglage.

Es handelt sich hier um eine 60jährige Patientin, die seit mehreren Jahren an schweren postthrombotischen Störungen mit rezidivierenden Ulzera leidet. Die phlebographische Funktionsprüfung ergab den typischen Befund einer Klappeninsuffizienz, Stase im Femoralgebiet und Blockade der Kollateralbahnen. Nach der Phlebektomie trat sowohl subjektiv als objektiv eine auffallende Besserung ein, die bei der Nachuntersuchung 2 Jahre später angehalten hat.

Zur Veranschaulichung haben wir jeweils die erste Aufnahme (sofort nach Injektion, Schräglage) *vor* und *nach* der Phlebektomie einander gegenübergestellt. Wie ersichtlich, bleibt das Kontrastmittel vor dem Eingriff im distalen Unterschenkeldrittel „hängen", während der Abtransport postoperativ fast normal erfolgt, d. h. die oberflächlichen Kollateralen sind

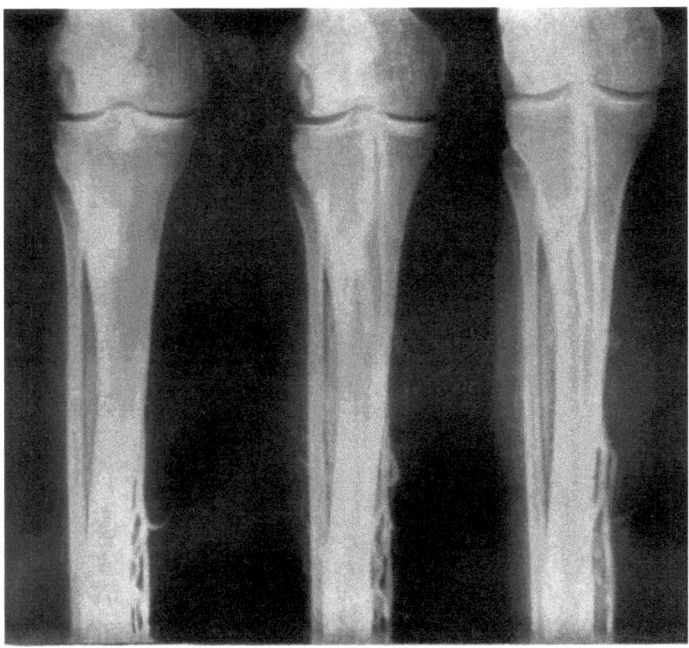

Abb. 32a: Phlebographische Funktionsprüfung bei einem 68jährigen Patientin mit postthrombotischem Syndrom *vor* der Phlebektomie.

1. Aufnahme: Sofort nach Beendigung der Injektion $\Big\}$ 45° Schräglage
2. Aufnahme: 4′ nach Beendigung der Injektion
3. Aufnahme: 4′30″ nach Beendigung der Injektion   Horizontallage

„entstaut", die gesunden Gefäße gewährleisten einen quantitativ ausreichenden Abfluß (Abb. 31)!

Die postoperative Phlebographie wurde hier 4 Wochen nach der Operation vorgenommen, nachdem die Patientin, wesentlich gebessert, 14 Tage zuvor nach Hause entlassen werden konnte und ihre Arbeit als Hausfrau verrichtete. Wir haben bei den meisten Patienten phlebographische Untersuchungen in verschiedenen Abständen nach Venenresektion durchgeführt. In der überwiegenden Mehrzahl der Fälle war eine Besserung des Refluxes festzustellen, und zwar sowohl 14 Tage nach dem Eingriff, als auch – in den

Spätkontrollen – mehrere Monate nach dem Eingriff. *Es fiel auf, daß wir dabei manchmal praktisch „normale" Phlebogramme mit regelrechtem Abfluß über die V. poplitea erhielten.* Diese überraschende Beobachtung – die zunächst den Verdacht einer Verwechslung der Bilder aufkommen ließ – konnten wir dann bei den systematischen Nachuntersuchungen in fast der Hälfte der operierten Fälle treffen. Regelmäßig war die Besserung des klinischen Bildes besonders bei diesen Patienten ausgeprägt. 2 Beispiele sollen

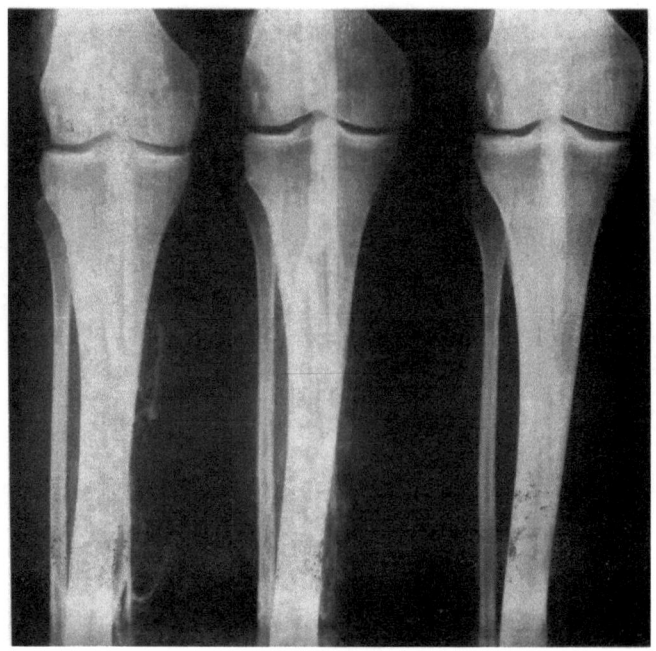

Abb. 32b: Phlebographische Funktionsprüfung *4 Monate nach Femoralisresektion.* Patient beschwerdefrei.

1. Aufnahme: Sofort nach Beendigung der Injektion   } 45⁰ Schräglage
2. Aufnahme: 4′ nach Beendigung der Injektion
3. Aufnahme: 4′30″ nach Beendigung der Injektion   Horizontallage

hier angeführt werden, um diese Erscheinung zu belegen (Abb. 32a und b, Abb. 33a und b).

Es sei vorausgeschickt, daß dieser Patient, dessen schwere Stauungszustände an beiden Beinen ihn jahrelang zu Arbeitsunfähigkeit verurteilten, seit der Operation völlig beschwerdefrei ist; er ist tagsüber in seinem stehenden Beruf tätig und unternimmt trotz seines Alters wieder Bergtouren. Bei den *postoperativen Phlebogrammen* fällt auf, daß sich die V. femoralis schon auf dem ersten Bild darstellt, *das Blut fließt praktisch unbehindert über die tiefen Gefäße ab!*

Ähnlich liegen die Verhältnisse bei dem folgenden Fall (Abb. 33a und Abb. 33b):

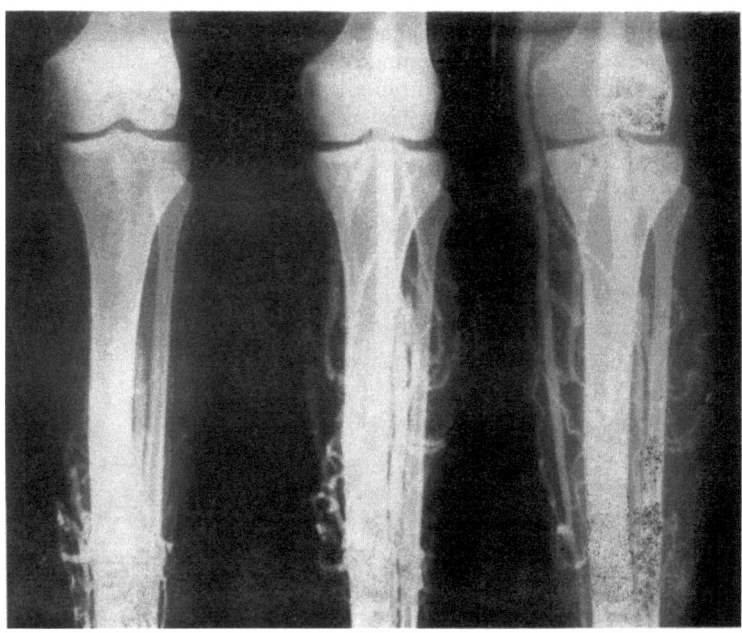

Abb. 33a: Phlebographische Funktionsprüfung bei einer 40jährigen Frau mit schweren postthrombotischen Störungen *vor der Phlebektomie.*
1. Aufnahme: Sofort nach Beendigung der Injektion ⎱
2. Aufnahme: 4′ nach Beendigung der Injektion ⎰ 45° Schräglage
3. Aufnahme: 4′30′′ nach Beendigung der Injektion   Horizontallage

Bei dieser Patientin, die viele Jahre unter schwerer Stase mit dystrophischen Störungen zu leiden hatte, konnte nach Phlebektomie (Abb. 33b) ebenfalls eine wesentliche Besserung erzielt werden. Wie aus den Phlebogrammen zu entnehmen, war die präoperative Stauung praktisch vollständig behoben. *Auch hier zeigt es sich, daß nach der Operation ein freier Abfluß über die V. poplitea stattfindet.*

Wie ist nun die zunächst paradox erscheinende Tatsache zu erklären, daß ein normaler Abfluß über den tiefen Hauptstamm durch partielle Resektion gerade der V. femoralis zu erreichen ist?

Zwei Punkte muß man sich zum Verständnis dieser hämodynamischen Umstellung vergegenwärtigen:
1. Die V. profunda femoris wird – im Gegensatz zu der V. femoralis – nur selten thrombotisch verlegt. Der Klappenapparat bleibt also hier meist intakt.
2. Knapp oberhalb der Kniekehle besteht eine außerordentliche Vielzahl von venösen Querverbindungen aller Kaliber zwischen V. femoralis und V. profunda.

Während die Vv. communicantes zwischen V. femoralis und V. profunda femoris bei der z. T. hydrostatisch bedingten Stauung im Hauptstrom nicht in Funktion treten können, wird diese Situation mit der Unterbindung der V. femoralis distal von der Einmündung der V. profunda günstig beeinflußt. Der venöse Strom wird nun umgeleitet über die V. poplitea – V. femoralis – Vv. communicantes – V. profunda femoris.

Jedenfalls sprechen die wiedergegebenen Aufnahmen dafür, daß der Blutstrom nach Ausschaltung der V. femoralis tatsächlich diesen Weg nimmt.

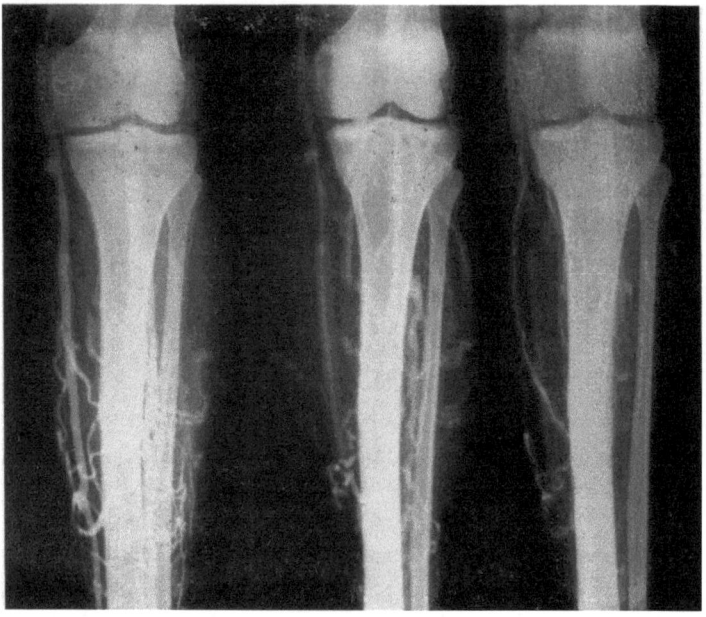

Abb. 33b: Phlebographische Funktionsprüfung 6 Wochen *nach Teilresektion der V. femoralis*. Patientin im wesentlichen beschwerdefrei (vgl. Abb. 33a).

1. Aufnahme: Sofort nach Beendigung der Injektion   } 45⁰ Schräglage
2. Aufnahme: 4′ nach Beendigung der Injektion
3. Aufnahme: 4′30″ nach Beendigung der Injektion   Horizontallage

Diese hämodynamische Umstellung, die in therapeutischem Sinne wohl anzustreben ist, wird aber naturgemäß nicht in jedem Fall erreicht. Auch bedarf dieser Kollateralkreislauf nach unseren Erfahrungen meist einige Zeit bis zur vollen Entwicklung. Es ist interessant, festzustellen, daß die klinische Besserung damit parallel zu gehen scheint. Wie wir beobachten konnten, stellt sich zwar meist schon kurz nach der Phlebektomie eine subjektive und objektive Besserung des postthrombotischen Leidens ein. Vielfach tritt aber auch der volle therapeutische Effekt erst nach 2–3 Monaten in Erscheinung.

Wir haben schon darauf hingewiesen, daß die zunächst beabsichtigte Wirkung der Operation in einer Behebung der Einflußsperre besteht. In den günstigen Fällen geht diese Übergangsphase in das beschriebene Spätstadium mit tiefem Abfluß über. Aber auch wenn lediglich die oberflächlichen Kollateralen die Funktion übernehmen, sind die Spätergebnisse offenbar nicht ungünstig. Im übrigen läßt die Tatsache, daß die hämodynamische Umstellung in 2 Phasen erfolgt, den Wert von stichprobenweise vorgenommenen Venendruckmessungen kurz nach der Operation geringer einschätzen.

Entscheidender als das Ergebnis verschiedener angiographischer Spezialuntersuchungen ist die Tatsache, daß der Eingriff in der Mehrzahl mit einwandfreiem Erfolg vorgenommen werden konnte. Unter diesem Vorbehalt geben wir die nachstehenden *postoperativen Kontrollversuche mit der Radiozirkulographie* (vgl. Kapitel V, 3) wieder.

Wie aus diesem Einzelbeispiel ersichtlich, tritt nach der Operation als Ausdruck der behobenen Abflußsperre eine bedeutend raschere Resorption in Erscheinung, die etwa der am gesunden Bein entspricht. Ohne hieraus zu weitgehende Schlüsse ziehen zu wollen, möchten wir anführen, daß wir einen ähnlichen Befund bei den meisten mit dieser Methode vor und nach dem Eingriff getesteten Patienten erheben konnten. Wenn die Resorptionsbeschleunigung im Anschluß an die Phlebektomie nicht so eindeutig wie in obigem Beispiel hervortrat, läßt doch die nachstehende tabellarische Zusammenstellung überwiegend eine z. T. beträchtliche postoperative Besserung erkennen (Tab. 8).

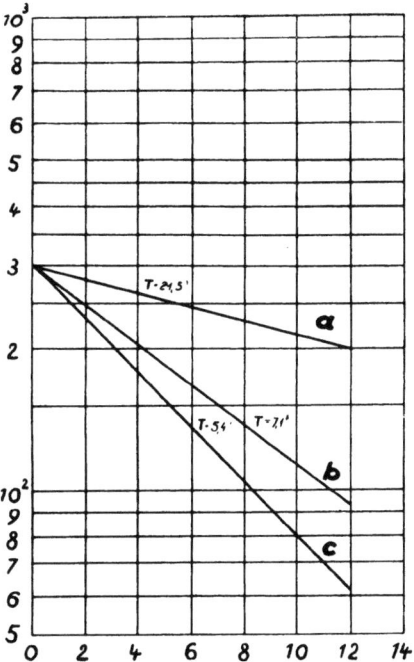

Abb. 34: Resorptionsgeschwindigkeit einer subkutanen Quaddel (J[131]) am gesunden (c) und kranken Bein, vor (a) und 4 Wochen nach (b) der Teilresektion der V. femoralis wegen postthrombotischem Syndrom.

Jedenfalls zeigt ein Vergleich der Testwerte *mit 22,7′ vor und 12,3′ nach dem Eingriff im Mittel eine Verbesserung von fast 100%*. Insgesamt fiel der Resorptionstest postoperativ 9 mal wesentlich günstiger aus, nur in 3 Fällen war keine sichere Resorptionsbeschleunigung nachweisbar.

Bei 78 Patienten mit schwerem und schwerstem postthrombotischem Syndrom haben wir nach phlebographischer Indikationsstellung eine Teilresektion der V. femoralis durchgeführt.

Technik: In Lokalanästhesie wird ventral am Oberschenkel im proximalen Drittel ein etwa 12 bis 15 cm langer Schnitt gelegt, die Muskulatur wird stumpf zur Seite geschoben, Faszie und Gefäßscheide durchtrennt. Nach vorsichtigem Freipräparieren der V. femoralis unterhalb der Einmündungsstelle der V. profunda in einer Länge von etwa 10 cm werden eine distale und proximale Ligatur (Seide) angelegt und das Gefäß in einer Ausdehnung von 3–4 cm reseziert. Die Wunde wird in üblicher Weise schichtweise geschlossen.

Die Technik ist im allgemeinen also einfach. Nicht selten liegen jedoch erhebliche perivenöse Verschwielungen vor, die zu einem behutsamen Vorgehen, vor allem beim Lösen der Vene von der Arterie, zwingen. Zudem ist die Venenwand nicht selten brüchig und reißt dann leicht ein. Auf sorgfältige Blutstillung ist besonders zu achten. Der in der Gefäßscheide laufende N. saphenus muß vorsichtig abpräpariert und selbstverständlich schonend behandelt werden. Als unvermeidbare Operationsfolge stellen sich trotzdem bei vielen Patienten Sensationen im Versorgungsgebiet des N. saphenus ein, die meist als Hypaesthesie im Bereich der Wade, in der Kniegegend oder an der Innenseite des Oberschenkels angegeben werden. Diese leichten Störungen verschwinden nach wenigen Wochen, können aber auch in geringem Grade über mehrere Monate bestehen.

Tabelle 8. Resorptionsverhältnisse der Quaddel bei Patienten mit postthrombotischem Syndrom *vor* und einige Wochen *nach* Teilresektion der V. femoralis.

Laufende Nr.	Resorptionszeit in Min.		Resorptionskoeffizient	
	vor	*nach*	*vor*	*nach*
	der Operation		der Operation	
1	21,5	7,1	0,032	0,098
2	11,7	10	0,059	0,069
3	37	15,3	0,019	0,045
4	16,1	10,9	0,043	0,064
5	12,7	7,4	0,054	0,095
6	12,7	7,1	0,054	0,098
7	18,2	8	0,038	0,087
8	40	15,5	0,017	0,045
9	24	21	0,029	0,033
10	24,6	8,2	0,028	0,085
11	26	28	0,027	0,025
12	28	8,9	0,025	0,078
Mittel	**22,7**	**12,3**	**0,035**	**0,068**

Naturgemäß sind gerade diese Patienten postoperativ *besonders thrombosegefährdet und müssen in dieser Hinsicht sehr sorgfältig überwacht werden.* Wir haben in jedem Falle das operierte Bein für die Dauer der Bettlägerigkeit – etwa 5–8 Tage – auf einer BRAUNschen Schiene ruhiggestellt. Zudem erhielten die Patienten schon ab zweitem Tag Antikoagulations-Schutz. Es empfiehlt sich, *das Bein zur Kreislaufunterstützung in einer Übergangszeit von etwa 3 bis 6 Wochen mit einem Kompressionsverband zu versehen.*

Unsere Erfahrungen mit der Femoralisresektion zur Behebung der postthrombotischen Abflußstörung reichen keineswegs für eine endgültige Beurteilung aus. Sowohl die klinische, als phlebographische Nachuntersuchung müssen jedoch zumindest als vielversprechend bezeichnet werden. Über die Dauer der erzielten Ergebnisse läßt sich natürlich noch weniger aussagen. Bei einer Anzahl der nachuntersuchten Patienten lag jedoch die Operation mehr als 2 Jahre zurück, und in den Fällen, in denen ein postoperativer Erfolg zu verzeichnen war, hielt dieser – zumindest nach diesem Zeitraum – unvermindert an.

Insgesamt trat bei den 78 operierten Patienten in knapp zwei Drittel der Fälle eine deutliche Besserung ein. In 41% konnte ein Abheilen der z. T. jahrelang rezidivierenden Ulzera beobachtet werden. Während die übrigen Symptome sich ebenfalls meistens zurückbildeten – oder zumindest wesentlich milder in Erscheinung traten – waren die bereits ausgebildeten Varizen nur unbedeutend zu beeinflussen. Allerdings wurde dieses Symptom von den Patienten oft als weniger störend empfunden. Wichtig erscheint die Tatsache, *daß fast ein Drittel der operierten Kranken angab, weniger in ihrer Arbeitsfähigkeit beeinträchtigt zu sein als vorher.* Die Mehrzahl der

Tabelle 9. Postthrombotische Beschwerden bzw. Symptome bei 78 Patienten *vor* der Operation und 6 bis 28 Monate *nach* Durchführung der *Femoralvenenresektion.*

	Symptome bzw. Beschwerden	Zahl der Fälle		Postoperative Besserung in %
		vor	*nach*	
		der Operation		
objektiv	Ödeme	72	35	48
	Ulcus cruris	60	28	41
	Indurationen	55	33	28
	Ekzem, Dermatitis	31	12	24
	Varizen	43	30	16
	Beschränkte Arbeitsfähigkeit	62	41	27
subjektiv	Schmerzen	74	29	58
	Schweregefühl	67	20	60
	Gehbehinderung	53	25	36
	Insgesamt gebessert	**—**	**55**	**71**

Patienten spürte schon in den ersten Wochen nach dem Eingriff eine subjektive Erleichterung, sie konnten besser und längere Strecken ohne Beschwerden gehen, das Bein wurde „leichter", die Schmerzen ließen nach.

Wenn man sich die schwere Beeinflußbarkeit des postthrombotischen Leidens durch konservative Maßnahmen vergegenwärtigt, dürfen die mit diesem einfachen chirurgischen Eingriff erzielten Ergebnisse insgesamt als befriedigend bezeichnet werden. In etwa ein Drittel der für die Operation ausgesuchten Fälle trat nach der Phlebektomie keine Besserung – aber auch keine Verschlimmerung – der Stauungszustände ein.

Zusammenfassend lassen unsere Erfahrungen den Schluß zu, daß *bei vielen postthrombotischen Kreislaufstörungen die Ausschaltung einer funktionell defekten Femoralvene durch Teilresektion mit Erfolg vorgenommen werden kann. Wichtig erscheint dabei eine sorgfältige Auswahl der geeigneten Fälle an Hand phlebographischer Funktionsprüfung.*

2. Konservative Maßnahmen

Zur *medikamentösen Behandlung* der mit Ödemen, Krampfadern und Ulzera einhergehenden Stauungszustände sind unzählige Präparate im Laufe der Jahre empfohlen worden. Auf die einzelnen Mittel hier näher einzugehen, erübrigt sich, weil sie alle bestenfalls *nur von vorüber-*

gehendem Nutzen sind. Im übrigen läßt gerade die außerordentliche Vielfalt der angepriesenen Mittel Rückschlüsse auf die begrenzte Möglichkeit medikamentöser Beeinflussung dieser chronischen Kreislaufstörungen zu. Trotzdem ist den empfohlenen Präparaten eine gewisse unterstützende Wirkung nicht abzusprechen, wenn diese auch nur symptomatischer Art sein kann. In letzter Zeit berichten einige Verfasser über günstige Erfahrungen mit *Tocopherol* (Vitamin E) in hohen Dosen über mehrere Wochen gegeben. Auch *Padutin, Roßkastanienextrakte* und *Rutin* haben sich bewährt. In erster Linie dürften die empfohlenen Präparate auf die Gefäßspasmen und die Kapillarpermeabilität eine vorteilhafte Wirkung entfalten.

Daß stehende Berufe von diesen Patienten zu meiden sind, ist selbstverständlich, wenn auch ein notwendiger Berufswechsel sich aus sozialen Gründen nicht immer durchführen läßt. Diätetisch kommt *eine eiweiß- und salzarme, vorwiegend laktovegetabilische* Kost in Frage, auch müssen die Patienten einer Gewichtszunahme durch *Nahrungsbeschränkung* entgegenwirken. Gegebenenfalls sind Entfettungskuren in Betracht zu ziehen.

Von größerem Wert als Spritzen, Tabletten und Tropfen dürften auch nach eigener Erfahrung die *mediko-mechanischen* Maßnahmen, vor allem richtig angelegte *Kompressionsverbände* sein. Für die Verbandstechnik sind von UNNA (1887), FISCHER (1910), JAEGER (1941), MEYER (1947), McPHEETERS (1946), FRIEDLÄNDER (1938) u. a. verschiedene Modifikationen empfohlen, wobei in Deutschland vor allem die Technik von FISCHER und JAEGER allgemeine Verwendung gefunden hat. Auch der *Zinkleim bzw. Elastoplast-Verband* hat viele Anhänger. Allerdings sollten diese vornehmlich bei Patienten angewendet werden, denen man nicht zutrauen kann, daß sie ihre Beine fachgemäß einbinden. Auch sind sie bei sehr fettleibigen Personen – vor allem in der Schwangerschaft – vorzuziehen, weil hier die elastischen Wickelverbände nicht immer selbst angelegt werden können. An sich sind die Zinkleimbinden wegen ihrer Starre und Unnachgiebigkeit mit Nachteilen behaftet und zudem im Gebrauch weniger hygienisch. Die aus kosmetischen Gründen viel verwendeten *Gummistrümpfe* werden verschieden beurteilt. Wenn sie gut angepaßt sind, können sie ihren Zweck erfüllen. Nach längerem Tragen kommt es infolge der Strapazierung jedoch zu einer Verziehung am Fußgelenk, während die Elastizität unterhalb des Knies gewöhnlich lange erhalten bleibt. Somit resultiert nach einiger Zeit eher ein Abschnüren als eine Kreislaufunterstützung (SIGG).

Zunehmende Verwendung finden in letzter Zeit – vor allem bei Vorliegen eines Geschwürs – elastische *Kompressionsverbände mit Schwammgummiunterlage.* Sowohl SIGG als auch GILJE setzen sich auf Grund umfangreicher Erfahrungen hierfür ein. In der angelsächsischen Literatur ist von „rubber or venous heart" die Rede. Mit Gummikompressen wird eine zusätzliche Pumpwirkung für den venösen Kreislauf angestrebt. Bei der Muskelkontraktion übt der Gummi, der durch die darüber angelegten Binden festgehalten ist und sich nicht nach außen ausdehnen kann, einen konstanten elastischen Druck auf die Venolen aus. Bei der Muskelerschlaffung verhindert der Gummischwamm die Wiederfüllung des unter ihm gelegenen Gewebes, indem er sich ausdehnt und die nach der Entspannung geschaffene Lücke wieder ausfüllt. Er soll somit eine erneute Stase in den erschlafften Kapillaren verhindern. Außerdem stellen gerade die Gummischwämme ein ideales Polster für Ulzera, atrophische und entzündete Haut dar.

Da der Schwammgummiverband in Deutschland noch verhältnismäßig wenig bekannt ist, mag eine nähere Angabe der *Technik* – wie sie vor allem von SIGG ausgebaut wurde – gerechtfertigt sein:

Das Ulcus cruris oder das Ekzem wird mit Salbe oder feuchten Gazekompressen bedeckt. Darüber kommt eine genügend dicke Lage Zellstoffwatte, um die Sekretion aufzunehmen und zugleich vom Schwammgummi[1]) und den elastischen Binden abzuhalten. Auf diese Watteunterlage wird ein 1-2 cm dicker, weicher Schwammgummi gelegt, welcher den Ulkusrand überall mindestens 5 cm überragen muß. Bei einer oberflächlichen Varicophlebitis wird der Schwammgummi in entsprechender Größe auf die entzündete Stelle gelegt. Auch hier soll er nie direkt auf die Haut kommen, weil sich darunter Ekzeme bilden können. Darüber werden die elastischen Binden angelegt.

Die erste Tour beginnt am Mittelfuß oder über dem Fußgelenk mit einer 8 cm breiten elastischen Binde, die unter kräftigem Zug in Rechtwinkelstellung des Fußgelenkes so straff angelegt wird, daß die arterielle Blutzufuhr noch erhalten bleibt. Die Binde wird so gewickelt, wie sie sich abrollt, d. h. beide Kanten müssen gleich angezogen werden, damit sie nicht einseitig einschneiden. Die Ferse wird nur dann mitgewickelt, wenn das Ulkus oder Ekzem sich an dieser Stelle befindet. Umschlagtouren braucht man nicht; wenn man einfach dem Lauf der sich abrollenden Binde folgt, wird die Haut von selbst überall gleichmäßig bedeckt. Der Fuß wird so oft umwickelt, daß die 5 m lange Binde den Fuß und Unterschenkel bis zum Ansatz der Wade deckt. Von hier aus wird eine zweite – bei dicken Beinen eine 12 cm, bei dünneren eine 10 cm – breite Binde so angelegt, daß man der sich abrollenden Binde ohne Zwang folgt. Wenn diese Binde so abgerollt wird, bedeckt sie den Unterschenkel in Achtertouren an jeder Stelle mindestens 4-5mal. Die einzelnen Touren halten sich gegenseitig. Der Verband darf auch bei körperlicher Arbeit nicht rutschen. Gelingt dies bei sehr dicken, konischen Unterschenkeln nicht, so benötigt man eine dritte Binde. Damit die Touren sich im Bett nicht seitlich aufrollen, ist es zweckmäßig, nachts einen Strumpf über den Verband anzuziehen.

Erfahrungsgemäß hält am Oberschenkel ein gewöhnlicher elastischer Bindenverband nicht genügend. Man verbindet hier zunächst mit Elastoplast und legt darüber den elastischen Bindenverband an, der auf dem Elastoplastverband weniger rutscht.

Der Patient sollte in der Sprechstunde angelernt werden, seinen Verband am Morgen wieder selbst anzulegen. Bei jeder Konsultation muß der Verband kontrolliert werden. Ferner sollte der Patient auf die bei jedem Ulcus cruris und bei jeder Phlebitis bestehenden Ödeme aufmerksam gemacht werden. Er bindet sein Bein erst dann gut ein, wenn diese Ödeme abends auch nach strengem Tagewerk, verschwunden sind. Patienten machen gewöhnlich den Fehler, daß sie viel zu locker binden oder nur eine einzige Binde verwenden. Ein Unterschenkel kann mit *einer* Binde nie genügend satt eingebunden werden: Die einzelnen Touren decken sich nicht vollkommen und können dem ödematösen Gewebe nicht den nötigen Gegendruck entgegenbringen. Dabei rutschen die Binden bis zum Abend gewöhnlich hinunter, und die Ödeme verstärken sich. Auf diese Gefahr muß der Patient aufmerksam gemacht werden.

---

[1]) In entsprechende Formen gegossene Schwammgummi sind bei der Firma Lohmann K.G., Fahr/Rhein, erhältlich.

Literatur

ADAMS, J. C., Surg. Gyn. Obstetr. **69**, 717 (1939). – ALLEN, E. V., W. N. BAR-KER und E. A. HINES, Peripheral Vascular Diseases (Philadelphia-London 1946). – ATLAS, L. N., Surg. Gyn. Obstetr. **77**, 136 (1943). – BANCROFT, F. W., W. STANLEY-BROWN und R. F. TAYLOR, Ann. Surg. **111**, 874 (1940). – BAUER, G., Acta chir. scand. **74** (1942). – BAUER, G., J. internat. chir. **8**, 937 (1948). – BENNETT, W. H., Lancet 1898, 973. – BIRGER, I., The Chronic (Second) Stage of Thrombosis in the Lower Extremities (Lund 1947). – BISGAARD, H., Ulcus og Eczema cruris, Phlebiditis sequelae (Kopenhagen 1939). – BUXTON, R. W. und F. A. COLLER, Surgery **18**, 663 (1945). – CASTAGNA und IMPALLOMENI, Minerva chir. **6**, 1 (1951). – CEDERMARK, J., Nord. med. **31**, 1538 (1946). – DE CAMP, P. T., J. A. WARD und A. OCHSNER, Surgery **3**, 365 (1951). – DE CAMP, P. T., R. J. SCHRAMEL, Surgery **29**, 1 (1951). – DELATOR, G. und M. CHAILLY, Presse méd. **39**, 95 (1931). – DE TAKATS, G., Amer. J. Med. Sc. **184**, 57 (1932). – DE TAKATS, G. und F. FOWLER, Surgery **17**, 153 (1945). – DE TAKATS, G. und GRAUPNER, Surgery **29**, 342 (1951). – DE TAKATS, G., J. internat. chir. **8**, 903 (1948). – DOUGHERTY, J. und J. HOMANS, Surg. Gyn. Obstetr. **71**, 697 (1940). – EDWARDS, E. A., N. England J. Med. **213**, 450 (1935). – EDWARDS, E. A. und J. E. EDWARDS, Surg. Gyn. Obstetr. **65**, 310 (1937). – ERB, W. H. und F. SCHUMANN, Surgery **29**, 819 (1951). – FAUST, F. L., Anestesiology **7**, 161 (1946). – FISCHER, H., Med. Klin. 1910, 1172. – GARBER, N. S., Afr. Med. J. **21**, 338 (1947). – GLASSER, S. T., Surg. Gyn. Obstetr. **89**, 5 (1949). – GLASSER, S. T., N. Y. State J. Med. **49**, 16 (1949). – HALSE, TH. und P. BRAUN, Dtsch. med. Wschr. **78**, 23 (1953). – HANSEN, S., Dansk medicinsk Selskab 6/5 (1937). – HODGE, G. B., K. S. GRIMSON und H. M. SCHIEBEL, Ann. Surg. **121**, 737 (1945). – HOMANS, J., Surg. Gyn. Obstetr. **22**, 143 (1916). – HOMANS, J., Surg. Gyn. Obstetr. **24**, 300 (1917). – HOMANS, J., Ann. Surg. **87**, 641 (1928). – HOMANS, J., Circulatory Diseases of the Extremities (New York 1939). – HOMANS, J., N. England J. Med. **231**, 51 (1944). – HOMANS, J., N. England J. Med. **235**, 163, 193 (1946). – HORN, O., Uskr. Laeger. **93**, 625 (1931). – IMLER, E. A., M. G. BEAVER und W. C. SHEEHAN, Amer. J. Roentgenol. **52**, 514 (1944). – INGERSLEV, M., Nord. med. **33**, 247 (1947). – JAEGER, F., Krampfadern (Leipzig 1941). – JAEGER, F., Dtsch. med. Wschr. **77**, 14 (1952). – KETTEL, K., Uskr. Laeger. **94**, 356 (1932). – KILBOURNE, N. Z., Ann. Surg. **93**, 691 (1931). – LERICHE, R., Presse méd. **1923**, 309. – LERICHE, R., Bull. Soc. chir. **53**, 187, 561 (1927). – LERICHE, R. und A. JUNG, Bull. Soc. chir. **54**, 886 (1928). – LERICHE, R., J. internat. chir. **3**, 585 (1938). – LINDE, P., Nord. med. **31**, 1537 (1946). – LINTON, R. R. und I. B. HARDY, Surg. Clin. N. America **27**, 1171 (1947). – LLUESMA-URANGE, E., J. internat. chir. **8**, 918 (1948). – LUKE, J., Surg. Gyn. Obstetr. **70**, 828 (1940). – LUKE, J., Surg. Gyn. Obstetr. **73**, 472 (1941). – LUKE, J. und G. G. MILLER, Ann. Surg. **127**, 426 (1948). – LUKE, J., Amer. Med. Ass. **61**, 787 (1950). – LYALL, D., Surg. Gyn. Obstetr. **82**, 332 (1946). – MAHORNER, H. R. und A. OCHSNER, Ann. Surg. **107**, 927 (1938). – MARTORELL, F., Varices (Barcelona 1946). – MC PHEETERS, H. O., Surg. Gyn. Obstetr. **81**, 355 (1945). – MEYER, O., Münch. med. Wschr. **79**, 1834 (1932). – MEYER, O., Münch. med. Wschr. **79**, 551 (1932). – v. NUSSBAUM, Ärztl. Intell.bl. **1856** u. 1878. – OCHSNER, A. und M. DE BAKEY, J. Amer. Med. Ass. **139**, 423 (1949). – OGDEN, E. und R. S. SHERMAN, Arch. Surg. **52**, 402 (1946). – O/KEEFE, A. F., R. WARREN und G. A. DONALDSON, Surgery **29**, 267 (1951). – OLSSON, O., Acta chir. scand. **97**, 14 (1948). – OLIVIER, C., Sem. hôp. **25**, 1 (1949). – OLIVIER. C., Presse méd. **57**, 36 (1949). – PARONA, Policlinico 1904, 8-9. – PELS-LEUSDEN, Unterschenkelgeschwür. Dtsch. Chir. Kongr. (München 1922). – POULSEN, G., Uskr. Laeger. **93**, 716 (1931). – POULSEN, G., Uskr. Laeger. **95**, 104 (1933). – PRATT, G. H., N. Y. Acad. Med. **26**, 306 (1950). – REES, H. C. und J. G. SLEVIN, Suergery **21**, 575 (1947). – SAUERBRUCH und JUNG, Dtsch. Z. Chir. **248** (1943). – SERVILLE, M., Arch. mal. cœur. **39**, 2 (1946). – SICARD, I. A. und L. GAUGIER, Traitment des varices (Paris 1927). – SHEA, P. C. und R. L. ROBERTSON, Surgery **93**, 153 (1951). – SIGG, K., Fortschritte der praktischen Dermatologie, S. 73 (1952). – SIGG, K., Therap. Umschau, Bern. **6**, 9 (1949). – SIGG, K., Schweiz. Med. Wschr. **80**, 2, 533 (1950). – SIGG, K., Hautarzt **1**, 443

(1950). – SIGG, K., Medizinische 1952, Nr. 27/28. – SMITHY, H. G. und S. C. CHARLESTON, Surgery 17, 590 (1945). – SONNTAG, E., Krampfadern (Berlin 1950). – STEINER, C. A. und L. H. PALMER, Ann. Surg. 127, 362 (1948). – THIES, W., Ärztl. Wschr. 7, 30 (1952). – TROUT, H. H., Arch. Surg. 18, 2281 (1929). – TUNICK, I. S., R. L. NACH und I. WEINBLE, Surgery 17, 413 (1945). – VIDAL-BARRAQUER, F., Angiologia 2, 18 (1950). – WANKE, R. und H. GUMRICH, Zbl. Chir. 75 (1950). – ZIMMERMANN, L., Arch. Surg. 23, 936 (1931).

VIII. Verhütung der postthrombotischen Folgezustände durch kausale Thrombosebehandlung

1. Allgemeines

In den vorangehenden Kapiteln haben wir die klinische Symptomatik und Pathogenese der Kreislaufstörungen, wie sie sich mit großer Regelmäßigkeit nach akuter Thrombose der tiefen Beinvenen einzustellen pflegen, ausführlich besprochen. Zwar gelingt es, dieses Stasensyndrom vielfach durch Teilresektion der V. femoralis zu beheben oder zu mildern. Entscheidender dürfte jedoch die vielfach bestätigte Erfahrung sein, daß postthrombotische Kreislaufstörungen bei rationeller Anwendung der modernen thrombostatischen und thrombolytischen Mittel im akuten Stadium des Prozesses weitgehend verhütet werden können. Eine optimale und gefahrlose Anwendung dieser kausalen Therapie setzt allerdings praktische Erfahrung und genaue Kenntnis über Wirkungsmechanismus und Angriffspunkte der in Frage kommenden Mittel voraus. Vor allem sind hierbei die besonderen pathologisch-anatomischen und physiologischen Gegebenheiten bei der Thrombosekrankheit zu berücksichtigen. Auf diesem Gebiet sind in den letzten Jahren einige neue Erkenntnisse erarbeitet worden, die als theoretisches Fundament des therapeutischen Handelns auch von praktischer Bedeutung sind. Einzelne Punkte haben wir bereits gestreift. Es erscheint angebracht, in gedrängter Form einige dieser Kernfragen der Thrombosebehandlung näher zu erörtern.

2. Grundlagen der antithrombotischen Behandlung

a) Bemerkungen zur formalen Thrombogenese

Die *morphologische Struktur* und die *formale Genese* der intravasalen Thrombose sind in ihren wesentlichen Zügen durch die grundlegenden Arbeiten von VIRCHOW, ASCHOFF, DIETRICH usw. allgemein bekannt und scheinbar erschöpfend abgehandelt. In den vergangenen Jahren ist indessen das Bild von pathologischer und klinischer Seite mit einigen sehr entscheidenden Feststellungen erweitert worden.

Es ist das Verdienst von RÖSSLE (1937) und seines Mitarbeiters NEUMANN (1938), erstmals mit der überlieferten Vorstellung vom Ursprung und Beginn der typischen Beinvenenthrombose in der V. femoralis (früher: angenommene Prädilektionsstelle unterhalb des Leistenbandes und von dort deszendierend als „Stagnationsthrombose") gebrochen zu haben. RÖSSLE und Mitarbeiter konnten an Hand ausgedehnten Sektionsmaterials vielmehr nachweisen, *daß der überwiegende Teil der Beinvenenthrombosen seinen Beginn in den Unterschenkelvenen nimmt und von hier proximalwärts wächst.* Diese Feststellung ist wiederholt bestätigt und erweitert worden, so von HOMANS (1937), BRASS (1941), FRYKHOLM (1949) u. a.

Um ein Beispiel herauszugreifen, stellte der letztgenannte Autor bei der Sektion folgenden Sitz des Thrombus*kopfes* fest: In den kleinkalibrigen Wadenvenen 93mal, V. poplitea 23mal; dann folgten die Venen der Adduktorenmuskulatur mit 16 Ursprungsstellen. Demgegenüber liegt die V. femoralis mit nur 4 Ansatzstellen weit zurück.

Zu den Beobachtungen an der Leiche kamen in jüngster Zeit die klinischen Untersuchungsbefunde mittels Phlebographie. Mit dieser Technik sind unsere Kenntnisse vor allem über das *intravitale Verhalten und die Dynamik* in entscheidenden Punkten erweitert worden. Seitdem BAUER Mitte der 30er Jahre seine mehrfach zitierten Reihenuntersuchungen in den verschiedenen Entwicklungsstadien der akuten Beinvenenthrombose unternahm, erfuhr nicht nur die Vorstellung vom peripheren Beginn der blanden Fernthrombose eine endgültige Bestätigung, vor allem wurde auch der sichere Beweis dafür erbracht, *daß die aszendierende und proximalwärts wachsende Form deswegen lange (oder überhaupt) ,,stumm" bleibt, weil der Thrombus frei im Gefäßlumen flottiert. Die zunehmende Thrombosierung erfolgt also zunächst unabhängig von der Gefäßwand im Sinne einer progredienten Apposition.* Den Nachweis dieser für das Wesen der blanden Fernthrombose grundlegenden Tatsache verdanken wir dem Umstand, daß der frei schwimmende Thrombusschwanz von dem seitlich abfließenden Blut der einmündenden Kollateralvenen umspült wird und im Phlebogramm zur Darstellung kommt. Im weiteren Verlauf dieser charakteristischen Entwicklung kommt es bei einem Teil zur Wandadhärens des bis zu 50–60 cm langen Thrombusschwanzes und völliger Verlagerung des Lumens. *Damit, und erst jetzt, wird das weitere Geschehen durch angiospastische Reflexmechanismen überlagert, es treten die typischen klinischen Symptome der ,,phlegmasia alba dolens" auf.*

Nebenbei ein Wort zum Terminus Thrombo*phlebitis*: Die blande Thrombose ist zunächst im wesentlichen latent. Lediglich Zeichen wie Zunahme der Pulsfrequenz, leichte Temperaturerhöhung, Druckempfindlichkeit der Wade und entlang der großen Gefäßstämme können diagnostische Hinweise geben. Diese Symptome fehlen aber im Initialstadium häufig, und erst mit dem durch die Anlagerung an die Intima ausgelösten Reiz (,,aseptische Phlebitis") treten sekundär lokale und allgemeine Reaktionen auf. Eine rein infektiöse Komponente ist nur im seltenen Spezialfall der ,,Thrombophlebitis purulenta" vorhanden. In der Regel läßt sich daher weder pathogenetisch noch symptomatisch eine einwandfreie Differenzierung zwischen der ,,Thrombophlebitis" einerseits und der eigentlichen blanden ,,Thrombose" der tiefen Beinvenen andererseits vornehmen.

Durch die Adhärens nimmt die Gefahr einer embolischen Verschleppung des betreffenden Abschnittes wohl ab, das weitere Fortschreiten des intravasalen Prozesses wird aber hiervon kaum berührt. Wie die Statistiken zeigen, beträgt die Emboliemortalität bei ,,Phlegmasia alba dolens" immerhin etwa 20%.

Wenn der intravasale Prozeß zum Stillstand kommt, und der Patient somit vor embolischen Schüben tatsächlich verschont bleibt, – was geschieht nun mit dem Thrombus? Die Frage nach dem weiteren Verhalten der Thrombenmassen hat den Kliniker bis heute aus verschiedenen Gründen kaum beschäftigt. Vor allem wurde das als mehr oder weniger schicksalhaft empfundene Leiden verständlicherweise von der Sorge um die tödliche Embolie beherrscht. Im übrigen begnügte man sich mit dem Begriff der „bindegewebigen Organisation", der fibrösen Substitution durch einwandernde Fibroplasten.

Hier ist nun auf neue Erkenntnisse aus jüngster Zeit einzugehen, weil sie in ihren praktischen Auswirkungen und therapeutischen Konsequenzen von Bedeutung sind. Offenbar ist das endgültige Schicksal des Thrombus nur selten durch bindegewebige Substitution und irreversible Obliteration des Gefäßlumens gekennzeichnet.

Wie wir bereits gezeigt haben, findet in der Mehrzahl der Fälle eine *spontane Rekanalisation* statt (vgl. III, 2). Vielfach ist diese komplett, d. h. das Gefäßlumen wird in voller Ausdehnung wieder durchgängig. Allerdings atrophieren die Venenklappen bei längerer thrombotischer Verlegung, und die Gefäßwand wird teils sklerosiert, teils atrophisch. Auch bei vollständiger Rekanalisation muß daher – jedenfalls wenn dieser Prozeß länger dauert – ein klappenloses oder klappeninsuffizientes Gefäß die Folge sein. *Entscheidend für die spätere Funktionstüchtigkeit scheint zu sein, mit welcher Geschwindigkeit diese Rekanalisation vor sich geht.* Hierüber sind wir noch wenig orientiert. Vieles spricht dafür, daß dieser Prozeß auf jeden Fall im *fibrösen* Stadium, also im Sinne einer Thrombolyse stattfindet. Phlebographische Serienuntersuchungen berechtigen zu der Annahme einer *spontanen* Rekanalisation bereits innerhalb weniger Wochen.

Ferner liegen Anhaltspunkte dafür vor, daß thrombotisch verschlossene Venen schon durch körpereigene lytische Kräfte genügend rasch wieder „repermeabilisiert" werden können, um den Klappenapparat zu erhalten.

Folgende Überlegung stützt ebenfalls diese Vermutung: Bekanntlich stellen sich postoperative Embolien insofern häufig „aus heiterem Himmel" ein, als sie ohne klinische Zeichen einer vorliegenden Thrombose auftreten. Demnach werden kaum die Hälfte aller blanden Thrombosen klinisch manifest. Wenn wir in Rechnung stellen, daß wohl nur ein Teil dieser „stummen" Thrombosen so große Ausmaße annimmt, daß sie zur bedrohlichen Lungenembolie führen können, müssen intravasale thrombotische Prozesse verschiedenen Ausmaßes bei bettlägerigen Kranken sich geradezu regelmäßig einstellen. Diese Folgerung erfährt übrigens eine Stütze durch die Sektionsbefunde von RÖSSLE, NEUMANN, BRASS u. a. Übereinstimmend stellten diese Pathologen frische, aber nicht agonal entstandene Beinvenenthrombosen beachtlichen Umfanges bei rund zwei Drittel aller Leichen fest. Auf Grund unserer jetzigen Kenntnisse müßten diese Feststellungen eine erschreckende Anzahl postthrombotischer Komplikationen erwarten lassen. Glücklicherweise ist das aber doch nicht in diesem Umfange der Fall.

Bis in die jüngste Zeit erblickte man in der intravasalen Thrombosierung einen weitgehend irreversiblen Vorgang: Im Vordergrund der Betrachtung stand die totale Obliteration des Gefäßes durch fibröse Substitution, wobei gelegentlich gewisse Grade einer partiellen Rekanalisation in Betracht gezogen wurden. Diese Vorstellung ist heute z. T. revisions- bzw. erweiterungsbedürftig. *Der blande thrombotische Prozeß ist tatsächlich in allen Stadien grundsätzlich reversibel, die Rückbildung der Thrombenmassen und komplette*

Rekanalisation im akuten Stadium stellen keine Ausnahme, sondern im Gegenteil eher die Regel dar. Für die spätere Kreislaufsituation maßgebend ist dabei die Geschwindigkeit, mit der dieser Prozeß abläuft.

Abgesehen von den klinischen und phlebographischen Beobachtungen liegt auch eine Reihe experimenteller Unterlagen zu dieser Frage vor, die hier kurz gestreift werden sollen.

Bekanntlich hatte BAUMGARTEN (1902) die „Ungerinnbarkeit" des Blutes in doppelt unterbundenen, aus der Zirkulation ausgeschalteten Gefäßabschnitten festgestellt. Als „experimentum cruris" spielte diese Beobachtung viele Jahre in der Thrombosedebatte eine große Rolle, weil damit die Stase in der Thrombogenese an Bedeutung zu verlieren schien. RIZOR (1903) wies darauf hin, daß das Fibrin im „ungerinnbaren Blut" aus ligierten Gefäßstücken fehlt, ohne daran weitere Folgerungen zu knüpfen. Erst kürzlich hat ZEHNDER (1947) aus der LENGGENHAGERschen Klinik diese Frage einer erneuten Prüfung unterzogen. Dabei konnte er in den doppelt unterbundenen Arterien und Venen bei den Frühkontrollen regelmäßig gallertige Koagelmassen feststellen. Dagegen fand sich bei der Kontrolle ein paar Tage später immer flüssiges Blut. Die jetzt vorliegende „Ungerinnbarkeit" führte er überzeugend auf den Verlust von fibrinogenen Substanzen auf Grund der stattgefundenen totalen Fibrinolyse des intravasalen Gerinnsels zurück. *Das stagnierende Blut durchläuft also in typischer Weise den Gerinnungsprozeß mit anschließender Defibrinierung des Koagulums.* Am Rande bemerkt, beruht das Flüssigbleiben des Leichenblutes beim Erstickungstod ebenfalls auf diesem Mechanismus, wie wir in Tierversuchen demonstrieren konnten.

Der klassische BAUMGARTENsche Versuch erlaubt also kaum mehr direkte Schlüsse über die Rolle der Hämodynamik. Dagegen läßt sich in diesem Experiment erkennen, wie die frischen Fibrinmassen im Sinne einer Fibrinolyse in den Gefäßen spontan verflüssigt werden und dadurch das Lumen wieder hergestellt wird.

Während man diese Zusammenhänge mit einer statischen Betrachtungsweise plausibel kaum erklären könnte, scheint uns die neuere *dynamische* Auffassung das thrombotische Geschehen dem Verständnis näher zu bringen. Zahlreiche Beobachtungen in vitro und in vivo, berechtigen uns zu folgender Annahme: *Der Organismus ist in der Lage, starke fibrinolytische Kräfte zu entwickeln, die in vielen Fällen den totalen Abbau eines frischen Thrombus im Sinne einer spontanen Thrombolyse mit Restitution der Gefäßlichtung gewährleisten.* Dies scheint sogar das Schicksal der meisten, also in erster Linie der jungen, latenten Blutpfröpfe zu sein. Nach dieser Auffassung spielen in der Thrombogenese sowohl der *thromboplastische Aufbau* als auch der *Abbau*, also die *Thrombolyse*, eine Rolle. Die jeweilige Struktur und der augenblickliche Umfang des Substrates, also des Thrombus, wie es z. B. bei der Sektion vorgefunden wird, ist demnach das *Resultat der antagonistisch wirkenden thromboplastischen und thrombolytischen Komponenten.*

Wir haben vorstehend in summarischer Form die Entwicklung und das Schicksal der aszendierenden Beinvenenthrombose besprochen, ohne auf komplizierende Einzelheiten und Formen bei besonderer Lokalisation näher einzugehen. Es sei unterstrichen, daß dieser fortschreitende und zur Embolie führende Typ nicht nur zahlenmäßig vorherrscht, sondern auch als „maligne" Form in erster Linie klinisch-therapeutisches Interesse beansprucht. Bevor wir jedoch auf die unmittelbaren praktischen Folgerungen – wie sie sich aus diesen Darlegungen ergeben – näher eingehen, soll im nächsten Absatz einiges Grundsätzliche zur Pathophysiologie Erwähnung finden.

b) Physiopathologische und therapeutische Voraussetzungen

Jede Verletzung, entzündliche und aseptische Veränderungen der Gefäßwand, auch feinste Intimarisse, haben thrombotische Auflagerungen zur Folge. Es kann aber nicht nachdrücklich genug betont werden, daß dieser Vorgang mit dem Problem der progredienten Fernthrombose nur mittelbar zu tun hat. Charakteristisch ist hier die strenge Lokalisation und die strukturelle Beschaffenheit. Die aus dem Blut stammenden Thrombozyten agglutinieren an den Rauhigkeiten der Endothelmembran und verschmelzen zu einer klebrig-zähen Masse. Den Plättchen fällt damit die Funktion eines ,,vaskulären Zementes'' [HADFIELD (1950)] zu, durch den die ,,stromlinienförmige'' Struktur des Gefäßlumens gewährleistet wird.

Größte Bedeutung hat dieser Prozeß nebenbei bemerkt für die *Blutstillung*. Obwohl Beziehungen zwischen Plättchenagglutination und Gerinnungsmechanismus vorhanden sind, sei hier nur darauf hingewiesen, daß eine vom Gerinnungssystem unabhängige Beeinflussung der örtlichen Plättchenabscheidung mit körpereigenen und körperfremden polymeren Substanzen zwecks Verstärkung der spontanen Hämostase durchaus möglich ist [HALSE und HUMMEL (1951, 1954)]. Beim Abscheidungsthrombus und somit bei der Blutstillung handelt es sich vornehmlich um ein serologisches Agglutinationsproblem.

Pathologische und klinische Bedeutung bekommen diese Zusammenhänge in dem Moment, in dem sich aus dem grauen Abscheidungspfropf ein manchmal rapid wachsender Hals- und vor allem Schwanzteil zu entwickeln beginnt.

Zwar ist die Theorie vom Plättchenagglutinat sozusagen als ,,Initialzündung'' für die überschießende Thrombosierung zunächst bestechend. Die Richtigkeit der Vorstellung von der Freisetzung gerinnungsfördernder Substanzen aus den verschmelzenden Thrombozyten soll auch nicht bestritten werden [QUICK (1950), JÜRGENS und BRAUNSTEINER (1950), MOOLTON und Mitarbeiter (1949)]. Was die Bedeutung dieser Hypothese von der ,,thrombotischen Kettenreaktion'' zumindest einschränkt, ist nicht zuletzt die bekannte Tatsache, daß die roten Gerinnungsthromben gerade dort am seltensten vorgefunden werden, wo man sie auf Grund der starken Agglutination besonders gehäuft zu erwarten hätte, nämlich im Operationsgebiet und auch sonst in den aus stark traumatisiertem Gewebe abführenden Venen. Gerade diese Beobachtung gab ja seinerzeit ASCHOFF den Anlaß zu der Bezeichnung ,,Fernthrombose''.

Während also die Frage für die *Forschung* lauten muß: Warum entwickelt sich aus dem häufig fibrinarmen Abscheidungsthrombus so extrem selten der rote Schwanzthrombus und somit die Thrombosekrankheit, stellt sich für die *Praxis* folgendes Problem: Kann dieser Prozeß beeinflußt bzw. verhindert werden, und auf welche Art und mit welchen Mitteln ist dies zu erreichen?

Die traditionelle und z. T. sehr heftig geführte Debatte um die Rangordnung der Einzelfaktoren in der VIRCHOWschen Trias (Gefäßwand, Stase, Blutchemismus) ist in ihrer ursprünglichen Form praktisch als abgeschlossen zu betrachten. Die verschiedenen Komponenten greifen in diesem komplexen Geschehen je nach Sitz und Art der Thrombose in wechselndem Grade ein. Für die klinisch wichtige, expansive Fernthrombose sind die entscheidenden Faktoren im Blutchemismus zu suchen. Da es sich einwandfrei um Fibrin mit eingeschlossenen Zellelementen aus dem Blute handelt, dürften wenig Zweifel an der Richtigkeit der naheliegenden und auch überlieferten Vorstellung aufkommen, daß – ganz allgemein gesprochen – die wechselnde Neigung zur intravasalen Ausflockung von Faserstoff diesen Prozeß hemmen oder Vorschub leisten muß.

Grundsätzlich wäre also die Möglichkeit gegeben, aus der Gerinnungsqualität des entnommenen Blutes gewisse prognostische Schlüsse auf das intravitale Geschehen zu ziehen. Es fällt nicht in den Rahmen dieser Arbeit, auf die Bewertung einzelner gerinnungsanalytischer Testmethoden einzugehen. Wegen der Gefahr einer Überschätzung einzelner Teilfaktoren des Gerinnungssystems möchten wir jedoch daran festhalten, daß es hier u. E. weniger auf die zahlreichen Einzelkomponenten – wie sie protagonistisch und antagonistisch in Erscheinung treten – als vielmehr auf die Resultante, grob gesprochen auf die potentielle Neigung zur Überführung von Fibrinogen in Fibrin, ankommen dürfte. Gerinnungsanalytisch handelt es sich also hier um die II. Phase, wie sie bei der Bestimmung der „Gerinnungszeit" (z. B. mit der Rekalzifizierungstechnik) in vitro in Erscheinung tritt. Es ist ja gerade die intravitale Umwandlung von Fibrinogen in Fibrin, die verhindert werden soll. Experimentell ist einwandfrei belegt, daß Verzögerung dieses Prozesses im Sinne einer Akoagulämie die weitere thrombotische Apposition verhindert.

Bekanntlich verfügen wir mit den modernen Antikoagulantien heute über geeignete Mittel, in das Gerinnungsgeschehen regulierend einzugreifen[1]). Die Medikamente haben verschiedene Ansatzpunkte im Koagulationsmechanismus. Die Tatsache, daß Dicumarol und ähnliche Präparate die Prothrombinbildung in der Leber blockieren, hat zum Ausbau entsprechende⸗ Testmethoden zur Kontrolle der therapeutischen Anwendung geführt. Es wird dabei seltsamerweise häufig übersehen – und das ist der Grund, weshalb wir diese Frage kurz streifen möchten – daß es sich hier letzten Endes um ein echtes Antikoagulans handelt. Weniger entscheidend ist, an welcher Stelle (Prothrombin, Ac-Globulin, Antithrombin usw.) im System eingegriffen wird. Denn im Sinne der Thrombostase ist die Hypokoagulämie erwünscht, die intravitale Hemmung des gesamten Gerinnungspotentials, wie es sich in vitro durch verzögerte Gerinnbarkeit manifestiert. Tatsächlich wird auch durch Dicumarol eine für den therapeutischen Zweck ausreichende Gerinnungshemmung erreicht. Sinnvoll wäre es aber, jede rein antikoagulierende Therapie unmittelbar an Hand des gesamten Gerinnungspotentials zu messen.

---

[1]) Zur Chemie, Pharmakologie und klinischen Anwendung sei verwiesen auf die zusammenfassende Darstellung: HALSE, „Heparin und Heparinoide, Dicumarol" (Stuttgart 1950).

Es ist für das Verständnis und die Behandlung der thrombotischen Zustände von Interesse, daß der gesamte Organismus über ein sehr wirksames physiologisches „Abwehrsystem" gegen den bereits ausgefällten Fibrinfaserstoff verfügt, in dem er *normalerweise* in verhältnismäßig kurzer Zeit intravasales (und auch extravasales) Fibrin zur Einschmelzung bringt. Nicht nur weisen verschiedene klinische Beobachtungen darauf hin; dieses *fibrinolytische System* läßt sich auch experimentell in vitro und in vivo nachweisen und beeinflussen. *Für das Entstehen und die Entwicklung der roten Gerinnungsthrombose ist also eine Erhöhung des Gerinnungspotentials und auch das Versagen dieses biologischen Schutzmechanismus in wechselndem Maße verantwortlich.* Auf die noch im Fluß befindlichen Einzelprobleme kann hier nicht eingegangen werden. In diesem Zusammenhang ist aber erwähnenswert, daß sowohl das Gerinnungspotential, als auch das fibrinolytische System neurohormonalen bzw. vegetativen Tonusschwankungen unterliegen [HALSE (1947, 1948)] und für beide Komponenten von uns statistisch gut fundierte klimatische Gesetzmäßigkeiten nachgewiesen wurden [HALSE (1948, 1949)]. Daß diese äußerst labilen und variablen Faktoren gerade nach Traumen und im Rahmen einer vegetativen Dystonie post operationem zu ungünstigen Konstellationen führen können, ist verständlich und mit geeigneten Testmethoden auch zu zeigen. Es ist darauf hinzuweisen, daß wir mit den Antikoagulantien insofern das *Gleichgewichtssystem: Gerinnungspotential – fibrinolytisches Potential –* relativ verschieben, als damit die spontane thrombolytische Komponente gegenüber den gerinnungsfördernden thromboplastischen Kräften überwiegt. Je stärker die lytische Komponente geschwächt ist, desto intensiver müssen demnach die antikoagulierenden Maßnahmen sein. Andererseits wird verständlich, weshalb eine verhältnismäßig schwache Gerinnungshemmung befriedigende Ergebnisse herbeiführen kann.

Heparin nimmt aus *dem* Grund unter den Antikoagulantien eine Sonderstellung ein, als hiermit *eine direkte Beeinflussung des fibrinolytischen Systems (Aktivierung des „Pro-Fibrinolysins")* möglich ist. Nachdem dieser Nachweis vor mehreren Jahren unter Verwendung verschiedener Methoden und variierender Versuchsbedingungen von uns geführt worden ist [HALSE (1947, 1948, 1951)], ist inzwischen mehreren Autoren die experimentelle Bestätigung gelungen [HONKANEN und ELFVING (1948); MARX und SCHMIDT (1950); H. E. SCHULTZE und SCHWICK (1951); SCHMIDHAUSER-KOPP und EICHENBERGER (1952); VINAZZER (1951) u. a.].

Im Tierversuch wurde schon 1943 von RABINOWITSCH und PINES auf eine beschleunigte Gefäßrekanalisation nach Heparingaben hingewiesen. Dieselben Autoren stellten in einer späteren Arbeit (1950) fest, daß die Wirkung von Heparin bei purulenten, auf entzündlicher Grundlage entstandenen Thromben gehemmt oder aufgehoben ist. In diesen Fällen konnte nur unter gleichzeitiger Gabe von Penicillin eine Rekanalisation erzielt werden. LOEWE, HIRSCH, GRAYZEL und KASHDAN (1948) bestätigten ebenfalls die Verflüssigung von experimentellen Thromben unter Heparinwirkung. Ferner sind die Beobachtungen von KIESEWETTER und SCHUMACHER (1948) in diesem Sinne zu erklären. BAECKELAND (1950) implantierte Fibrinkoagula subkutan und stellte eine rasche Verflüssigung durch Heparin fest. Ein weiterer Beitrag zu diesem Thema wurde kürzlich aus der Ophthalmologie geliefert: Sowohl bei experimenteller wie klinischer Iritis konnte VANNAS (1953) verfolgen, wie die frischen Fibrinausflockungen im Kammerwasser nach Heparininstillation völlig verschwinden.

Auch liegen *klinische Beobachtungen über die thrombolytischen Fähigkeiten des Heparins* vor. Zu erwähnen sind hier die günstigen Ergebnisse bei intrathrombaler Injektion vor allem bei peripherer Embolie [HONKANEN (1948), DE TAKATS (1950), TAGARIELLO (1950)]. Schon G. BAUER hatte seinerzeit an Hand der phlebographischen Studien auf Anzeichen einer beschleunigten Einschmelzung von Thrombenmassen hingedeutet. Ähnliche Beobachtungen waren bereits von PLOMANN (1938) bei der Heparinbehandlung von Retinathrombosen mitgeteilt worden. In jüngster Zeit berichtet der bekannte französische Angiologe CL. OLIVIER (1949), der besonders diese Frage einer Prüfung unterzog, über eine Reihe phlebographisch einwandfrei gesicherter Fälle von totaler Thrombolyse der Femoralvene nach mehrtägiger Heparinbehandlung.

Nebenbei bemerkt besitzt das synthetische *Thrombocid* in dieser Hinsicht ähnliche Eigenschaften wie das Nativheparin, wenn auch die fibrinolytische Wirkung hier nur in vivo in Erscheinung tritt. Durch die im Rahmen der Norm induzierte Hyperphosphatidämie kommt es offenbar zu einer Adsorption des „Anti-Fibrinolysins". Es handelt sich übrigens dabei um ein Prinzip, das physiologisch bedeutsam ist. Unter experimentellen Bedingungen ist die Thrombolyse mit *Thrombocid* wiederholt nachgewiesen [HALSE (1950), FRIEDRICH (1950, 1951), MARX und SCHMID (1950)]. Auch liegen von THIES (1951) hierüber phlebographische Unterlagen vor. Allerdings betont EYSHOLDT (1952, 1953) auf Grund seiner Befunde, daß eine *komplette* Rekanalisation der thrombotisch verlegten Strombahn nur ausnahmsweise möglich ist. Bei embolisch verlegter Femoralarterie konnte MANSEK (1953) eine rasche Wiederherstellung des Lumens nach sofortiger Thrombocid-Behandlung mit eindrucksvollen Arteriogrammen belegen.

Es liegt uns fern, die tatsächlichen Möglichkeiten, die sich aus der fibrinolytischen Wirkung von Heparin (bzw. Thrombocid) ergeben, überschätzen zu wollen. Andererseits können einige Konsequenzen für das therapeutische Handeln nicht unberücksichtigt bleiben.

Hier wäre zunächst die Frage zu streifen, was auf diesem Wege erreicht werden *soll* und was erreicht werden *kann*. Bei der peripheren und pulmonalen Embolie liegen die Verhältnisse insofern klar, als hier eine rasche Verflüssigung selbstverständlich und in jedem Falle erwünscht ist. Allerdings sind die hämodynamischen Bedingungen für einen *lokalen* Effekt bei universeller Heparinisierung hierbei ungünstig. Immerhin berechtigen sowohl klinische Erfahrungen als experimentelle Beobachtungen zu gewissen Erwartungen.

Prinzipiell ist jede intravasale Gerinnselbildung fermentativ angreifbar, solange die fibröse Substitution nicht stattgefunden hat. Die günstigsten Bedingungen für die Proteolyse und somit für die Reversibilität des Vorganges bietet der soeben ausflockende Faserstoff, also das Fibrin „in statu nascendi". Dies macht es zunächst verständlich, warum trotz der nur intermittierenden Hypokoagulämie durch Heparin das Fortschreiten des thrombotischen Prozesses sofort unterbrochen wird. Auch erscheint plausibel, warum der *Abbau der akuten Beinthrombose seinen Beginn an der Spitze des*

Thrombusschwanzes nimmt und retrograd verläuft, zumal normalerweise der Fibringehalt in Richtung Kopf-Schwanz, i. e. proximalwärts, zunimmt. Mit der Einschmelzung des roten Fibrinschwanzes ist die akute Emboliegefahr beseitigt. Nach KRAFT (1953) ist LETTERER außerdem der Ansicht, ,,daß oberflächliche Auflösungsvorgänge am Thrombus durch Thrombocid dazu führen, daß die Wandreaktionen zwischen Gefäßwand und dem Thrombus stärker und schneller ablaufend werden, und daß dadurch der Thrombus endgültig festhaftet".

Jedenfalls hat sich die Furcht vor einer embolischen Verschleppung während der Heparinbehandlung als grundlos erwiesen. Ein Blick auf die zahlreichen Statistiken läßt im Gegenteil die erfreuliche Mortalitätssenkung bei der lege artis durchgeführten Therapie klar erkennen. Beispielsweise behandelte G. BAUER (1951) 438 akute Thrombosen mit einer Emboliemortalität von nur 0,4% (Kontrollserie: 18%).

Bei Beurteilung der klinischen Ergebnisse ist es aber notwendig, die eingangs erwähnten morphologischen Voraussetzungen im Auge zu behalten. Es muß berücksichtigt werden, daß die klinischen Erscheinungen keine Schlüsse auf die Ausdehnung des Thrombus zulassen. *Die Gefahr einer Embolie besteht jedenfalls solange, als nicht eine Verklebung mit der Gefäßwand stattgefunden hat oder eine mehr oder weniger vollständige Rückbildung im erwähnten Sinne abgeschlossen ist.* Sollten ausnahmsweise bei der soeben eingeleiteten antikoagulierenden Behandlung klinische Symptome verstärkt auftreten und sich sogar Embolien einstellen, ist dies dem Verfahren an sich nicht ohne weiteres zur Last zu legen. *Die Möglichkeit einer embolischen Komplikation nimmt aber je nach den vorliegenden Bedingungen proportional der Zeit und der Wirksamkeit der Gerinnungshemmung sowie Aktivität des fibrinolytischen Systems ab.*

Wenn somit die Vorteile einer raschen Rückbildung des im Lumen frei flotierenden Thrombus hinsichtlich Emboliegefahr wohl klar sind, lassen die oben geschilderten Folgen einer Rekanalisation des Gefäßes mit eventueller Klappenatrophie gewisse Zweifel an der Zweckmäßigkeit dieses Vorganges für die späteren Kreislaufverhältnisse aufkommen. Wir haben wiederholt betont, daß der thrombotische Prozeß insofern reversibel ist, als die Rekanalisation unabhängig von therapeutischen Maßnahmen fast immer *spontan* erfolgt. *Die Erhaltung oder Zerstörung des Klappenapparates ist aber hauptsächlich an den Zeitfaktor gebunden.* Theoretisch müßte es möglich sein, den Rekanalisationsprozeß zu beschleunigen, um die Endotheldefekte zu vermeiden. Wohl dürfte es nur in den seltensten Fällen gelingen, eine voll ausgebildete, auf die Femoralvene übergreifende Thrombose durch Heparin zum entsprechend schnellen, vollständigen Abbau zu bringen. Ob dies aber für das Spätergebnis wirklich ausschlaggebend wäre, ist zumindest nicht sicher. Wesentlicher ist allem Anschein nach, ob wenigstens 1 oder gar 2 der meist 4 Femoralvenenklappen erhalten werden können. Hier liegt nun ein weiterer bedeutsamer Vorteil der sofort eingeleiteten Frühbehandlung mit Antikoagulantien im allgemeinen und mit Heparin im besonderen. Als erstestherapeutisches Ziel gilt die Beschränkung der Thrombose auf den Unterschenkel. Wenn der Prozeß aber bereits auf den Oberschenkel übergegriffen hat – wie dies ja rein klinisch kaum sicher zu beurteilen ist – hängt es vor allem von dem lytischen Vermögen des Heparins ab, ob die Funktionstüchtigkeit des Klappenapparates der Femoralvene und der wichtigen Kollateralen erhalten bleibt. Es ist zu bedenken, daß die u. U. nur wenige Zentimeter betragende Rückbildung der Thrombenmassen über das Schicksal einer Venenklappe entscheiden kann. Die in Kapitel II angeführten Ergebnisse statistischer Nachuntersuchungen über die postthrombotischen Spätfolgen nach kausaler Behandlung scheinen eine positive Beurteilung dieser Möglichkeit zuzulassen.

Literatur

BAECKELAND, Compt. rend. Soc. biol. **1950**, 1007. – BAUER, G., J. internat. chir. 11, 205 (1951). – BAUMGARTEN, Wien. med. Wschr. 52, 2121 (1902). – BRASS, Frankf. Z. Path. 56, 74 (1941). – DE TAKATS, G., J. Amer. Med. Ass. 142, 527 (1950). – EYSHOLDT, K. G., BRUNS, Beitr. klin. Chir. 184, 306 (1952). – FRIEDRICH, H. W., Ärztl. Wschr. 5, 178 (1950). – FRIEDRICH, H. W., Ärztl. Wschr. 6, 352 (1951). – FRYKHOLM, Nord. med. Tdskr. 4, 3534 (1949). – HADFIELD, Ann. Coll. Surg. 6 (1950). – HALSE, TH., Dtsch. Gesd.wes. 1, 714 (1946). – HALSE, TH., Klin. Wschr. 1947, Nr. 24/25, 728. – HALSE, TH., Enzymologia 12 (1948). – HALSE, TH., Fibrinolyse (Aulendorf 1948). – HALSE, TH., und QUENNET. BRUNS' Beitr. klin. Chir. 117 (1948). – HALSE, TH. und QUENNET, Dtsch. med. Wschr. 73, 125 (1948). – HALSE, TH. und LOSNITZER, Dtsch. med. Wschr. 74, 790 (1949). – HALSE, TH., Aerzt. Wschr. 5, 384 (1950). – HALSE, TH., Arch. int. Pharmacodyn. 86, 168 (1951). – HALSE, TH., Dtsch. med. Wschr. 76 (1951). – HALSE, TH., 69. Kongr. Dtsch. Ges. Chir. (München 1951). – HALSE, TH., Regensburger Jahrb. ärztl. Fortbildg. Bd. II (München 1951). – HALSE, TH., Z. Kreislaufforschg. 41, 481 (1951). – HALSE und HUMMEL, LANGENBECKS Arch. 269, 269 (1951). – HALSE, TH. und HUMMEL, Klin. Wschr. 49, 403 (1954) – HOMANS, J., J. internat. chir. 3, 599 (1938). – HONKANEN, Ann. chir. gynaec. Fenn. 37, 67 (1948). – HONKANEN und ELFVING, Ann. chir. gynaec. Fenn. 37, 168 (1948). – JÜRGENS, R. und BRAUNSTEINER, H., Schweiz. med. Wschr. 80, 1388 (1950). – KIESEWETTER und SCHUMACHER, Surgery 86, 687 (1948). – KRAFT, E., Münch. med. Wschr. 45, 1203 (1953). – LETTERER, Zit. nach KRAFT. – LOEWE, HIRSCH, GRAYZEL und KASHDAN, J. laborat. Clin. Med. 33, 721 (1948). – MANSECK, H., Dtsch. med. Wschr. 29, 1043 (1953). – MARX, R. und SCHMIDT, H., Ärztl. Forschg. 1950, 192. – MOOLTON, Arch. Int. Med. 84, 667 (1949). – NEUMANN, VIRCHOWS Arch. path. Anat. 301, 708 (1938). – OLIVIER, C., Presse méd. 1949, 946. – PLOMAN, Acta ophth. 16, 502 (1938). – QUICK, A., Surg. Gyn. Obstetr. 91, 296 (1950). – RABINOWITSCH und PINES, Surgery 14, 669 (1943). – RIZOR, Diss. Tübingen 1903. – RÖSSLE, VIRCHOWS Arch. path. Anat. 300, 180 (1937). – SCHMIDTHAUSER-KOPP und EICHENBERGER, Experientia 1952, Nr. 8/9, 354. – SCHULTZE, H. E. und SCHWICK, HOPPE-SEYLERS Z. physiol. Chem. 289, 26 (1951). – TAGARIELLO, Minerva chir. 5 (1950). – THIES, Chirurg. 1951. – VANNAS, S., Acta ophth. 40 (1953). – VANNAS, S., Nord. med. 50, 1563 (1953). – VINAZZER, Wien. Z. inn. Med. 32, 167 (1951). – ZEHNDER, Helvet. chir. acta 14, 162 (1947).

KREISLAUF-BÜCHEREI

Herausgegeben in Verbindung mit der Deutschen Gesellschaft für Kreislaufforschung

Neuerscheinungen und Neuauflagen seit Kriegsende:

Band 2. Regulationsprüfung des Kreislaufs
Funktionelle Differentialdiagnose von Herz- und Gefäßstörungen.
Von weil. Prof. Dr. *F. Schellong* (Münster). 2. neubearbeitete Auflage
von Priv.-Doz. Dr. *B. Lüderitz* (Münster). VII, 150 Seiten mit 95 Abbildungen. 1954. Brosch. DM 20,—, Ganzleinen DM 22,—.

Band 9. Die Untersuchung und Beurteilung der röntgenologischen Herzgröße
Von Prof. Dr. *H. Rautmann* (Braunschweig). XII, 146 Seiten mit
27 Abbildungen. 1951. Brosch. DM. 18,—, Ganzleinen DM 20,—.

Band 10. Der Muskelstoffwechsel des Herzens, seine Physiologie, Pathologie
und Klinik
Von Dr. *H. Schumann* (Bad-Nenndorf). VIII, 150 Seiten mit 17 Abbildungen. 1950. Brosch. DM 14.50, Ganzleinen DM 16,50.

Band 11. Elektrophysiologie des Herzens. Darstellung, Kritik, Probleme
Von Prof. Dr. *K. E. Rothschuh* (Münster). Mit einem Geleitwort von
Prof. Dr. *E. Schütz* (Münster). XVI, 447 Seiten mit 145 Abbildungen.
1952. Brosch. DM 42,—, Ganzleinen DM 45,—.

Band 12. Einführung in die vektorielle Deutung des Ekg
Von Priv.-Doz. Dr. *H. Gillmann* (Düsseldorf). VIII, 106 Seiten mit
83 Abbildungen. 1954. Brosch. DM 19,—, Ganzleinen DM 21,—.

Band 13. Das postthrombotische Syndrom
Pathogenese, Diagnostik, Behandlung und Verhütung der Folgezustände nach akuter Beinvenenthrombose.
Von Dr. *Th. Halse* (München). X, 114 Seiten mit 34 Abbildungen.
1954. Brosch. DM 18,—, Ganzleinen DM 20,—.

Die Sammlung wird fortgesetzt

**Die Mitglieder der Deutschen Gesellschaft für Kreislaufforschung erhalten beim Bezug
der Bände der Kreislauf-Bücherei 20% Nachlaß**

VERLAG VON DR. DIETRICH STEINKOPFF · DARMSTADT

Neuerscheinungen und Neuauflagen

Die ärztliche Beurteilung Beschädigter

2. neubearbeitete Auflage. Unter Mitwirkung zahlreicher Spezialisten herausgegeben von Dr. *G. Schöneberg* (Bochum). Mit einem Geleitwort von Min.-Rat a. D. Prof. Dr. Dr. *M. Bauer* (Bonn). Etwa XVI, 380 Seiten. 1954. Ganzleinen ca. DM 22.—. Erscheint im Herbst 1954.

Mit Beiträgen von *G. Schöneberg* (Bochum), *P. A. Jaensch* (Essen), *A. Becker* (Marburg), *W. Gahlen* (Düsseldorf), *H. Kloos* (Bad Pyrmont), *W. Schellworth* (Berlin), *W. Jantke* (Bochum), *L. Adelberger* (Hemer i. W.) und *A. Schwenke* (Minden i. W.).

Die 5. Verordnung über Ausdehnung der Unfallversicherung auf Berufskrankheiten

Herausgegeben von Oberreg.-Gew.-Med.-Rat Dr. *E. Mager* (Freiburg i. Br.)
(Verhandlungen der Deutschen Gesellschaft für Arbeitsschutz, Band 1) VIII,
146 Seiten mit 36 Abbildungen. 1953. Kart. DM 20,—.

Mit Beiträgen von *M. Bauer* (Bonn), *Ch. W. Demiani* (Mannheim), *H. Beckmann* (Bochum), *W. di Biasi* (Bochum), *E. Dausmann* (München), *W. Schnelle* (München), *W. Koch* (Gießen), *K. Husten* (Essen), *H. G. Zeyer* (Münster), *K. Niemöller* (Frankfurt a. M.), *E. Mager* (Freiburg), *F. Stauf* (Leverkusen), *H. Symanski* (Saarbrücken), *E. Lederer* (München), *Fr. Koelsch* (München), *W. Koch* (Soest) und *G. Bonhoff* (Hamburg).

Überlastungs- und Aufbrauchsschäden an Herz und Kreislauf

Herausgegeben von der Vereinigung Bad Nauheimer Ärzte
(Nauheimer Fortbildungslehrgänge, Band 17)
IV, 139 Seiten, mit 44 Abbildungen. 1952. Kart. DM 13,50.

Mit Beiträgen von *E. Tonutti* (Gießen), *R. Thauer* (Bad Nauheim), *H. Reindell* (Freiburg), *A. Weber* (Bad Nauheim), *G. Wiele* (Essen), *M. Ratschow* (Darmstadt), *L. R. Grote* (Glotterbad), *A. Pierach* (Bad Nauheim), *H. Göbbels* (Hamburg), *W. Schnell* (Marburg), *R. May* (Innsbruck), *R. Wachter* (Bad Nauheim) und *J. Zutt* (Frankfurt a. M.).

Die funktionelle Beurteilung des Lungen- und Herzkranken

Von Priv.-Doz. Dr. *H. C. Landen* (Bad Ems)
Etwa VIII, 180 Seiten mit 81 Abbildungen. 1954. Brosch. ca. DM 20,—,
Ganzleinen ca. DM 22,—. Erscheint im Herbst 1954.

Elektrokardiographie für die ärztliche Praxis

7. neubearbeitete Auflage. Von Prof. Dr. *E. Boden* (Düsseldorf)
XX, 288 Seiten mit 246 Abbildungen. 1952. Brosch. DM 26,—,
Ganzleinen DM 29,—.

VERLAG VON DR. DIETRICH STEINKOPFF · DARMSTADT

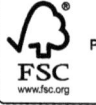